100세까지 성장하는

뇌 훈련 방법

How to Train Your Brain Up to 100 Years Old

의학박사 / 뇌학교 대표
가토 도시노리(加藤 俊德)

차 례

PART 04 | 고민별 트레이닝법 (실천편)

❶ 뇌를 훈련하는 트레이닝

❷ 몸과 마음을 훈련하는 뇌 트레이닝

PART 05 | 100세까지 계속
뇌를 성장시키려면

뇌의 성장과 개성이
가장 빛나는 시기는 중장년부터

50대까지는 뇌 확립의 시기.
50대 이후는 지금까지 수집해 온 정보를
의미 있게 사용할 수 있는 스테이지에 돌입한다.
뇌를 종합적으로 조종할 수 있게 되는 때가 중장년 이다.

상세 내용은 p.023로

건망증이 심해진 것은
뇌 전체가 노화했기 때문이 아니다

뇌의 극히 일부에 노화가 나타난 것일 뿐
뇌 전부가 한 번에 쇠약해지는 일은 없다.
비관하지 말고 건강한 뇌를 만들면 된다.
그러면 쇠약해진 뇌를 보완할 수가 있다.

상세 내용은 **p.028**로

나이를 속이면
뇌가 활력을 얻는다

70세라도 자칭 50세로 행동하자.
뇌 성장에는 기력과 체력이 필요하다.
20살 정도 나이를 속인다는 마음가짐과 애교를 가지면
뇌는 더욱더 성장한다.

상세 내용은 p.222로

80~90세가 되어야
성장하는 뇌가 있다

초고령이 되어도 생각하는 뇌의 부분은 쇠약해지지 않는다.
사고계(思考系)의 뇌가 유연해지고 더 사용하기 쉬워진다.
이전에는 어려워서 이해할 수 없었던 책도 이해할 수 있으며
생각하는 일이 즐거워진다.

상세 내용은 **p.040**로

생각하는 것보다 먼저 행동하면
뇌가 활성화된다

몸을 움직이는 것은 생각하는 일의 시작.
뇌의 운동계와 사고계의 번지는 가까운 위치에 있으며
서로 자극하는 관계.
먼저 몸을 움직이는 일부터 시작해 보자.

상세 내용은 p.216로

지금까지

당신이
알고 있는

뇌에 관한
지식을

모두
버린 뒤에

읽어주십시오.

100세까지
성장하는
뇌 훈련 방법

뇌는 몇 살이 되든
계속 성장한다

뇌가 성장하면 치매에 걸리지 않고, 늙지 않으며, 인생에 활력이 생긴다!

'**뇌**는 나이와 함께 쇠약해지므로 100세까지 성장할 리가 없다'

이렇게 생각하시는 분도 많이 계시겠지만, 이것은 큰 오해입니다. 물론 다른 장기와 마찬가지로 노화되기도 하지만, 그중에는 성장하는 뇌세포도 많습니다. 뇌에는 나이가 들어도 사용하지 않는 부분, 나이가 들지 않으면 잘 사용할 수 없는 부분이 있는데, 각 부분은 자신이 사용될 때를 이제나 저제나 기다리고 있습니다.

포기하거나 희망을 버리는 것은 뇌의 쇠약으로 이어집니다. 먼저 고정관념을 버리고 '뇌는 성장한다'는 사실을 확실히 받아들이는 것부터 시작해 보십시오.

저는 14살 때부터 나 자신의 뇌를 마주하였고, 뇌가 중요하다고 자각했기 때문에 의과대학에 진학하기로 마음먹었습니다. 그리고 오늘까지 계속 뇌에 관해 연구하여 성별, 나이를 불문하고 1만 명 이상의 뇌를 MRI 사진으로 봐왔습니다.

그리고 뇌에는 한 사람 한 사람의 개성이 있다는 것을 알게 되었습니다. '뇌 속에는 다양한 기능과 회로가 있고, 과거 연구자가 상상한 것보다 더 복잡하고, 성장 순서도 다르지 않을까'라는 생각을 하였습니다. 그리고 그 가설을 바탕으로 만들어진 것이 '뇌 번지(腦番地)'(P. 95 참조) 라는 개념입니다. 이것은 보기, 듣기, 말하기 등 뇌의 역할분담을 나타내는 말이며, 뇌 번지의 형태와 기능은 성장과 함께 변화합니다.

뇌 성장의 시스템을 구체적으로 알 수 있다면, 개성을

더 발휘할 수 있으며 한층 더 밝고 긍정적인 인생을 보낼 수 있지 않을까 하는 생각에 저는 '뇌 학교'를 만들었습니다.

뇌 학교에서는 질병의 유무와 관계없이 건강하고 정상적인 뇌 번지를 평가하고 상세한 감정서를 만들어 뇌를 키우는 방법을 안내하고 있습니다. MRI를 '뇌의 병을 발견하는 장치'가 아닌 '뇌의 개성을 비추는 거울'로 활용하고 있는 것입니다.

학교에서는 공부는 가르쳐 주지만 두뇌의 사용 방법은 가르쳐주지 않습니다. 그리고 두뇌의 사용 방법을 가르쳐 주는 뇌 과학자도 없었습니다. 그래서 저는 '어떻게 하면 두뇌를 잘 사용할 수 있게 될까'에 대해 진지하게 생각해왔습니다.

그리고 도달한 것이 뇌 사진 감정이었습니다. '어째서 나무의 형태가 다 다른 걸까?' 이 질문을 풀어낸다면 '뇌가 나무처럼 성장하는 힌트를 찾을 수 있지 않을까?' 라고 생각했습니다. 그리고 지금, 성장시키지 못한 부분이 있다면 그 이유를 발견할 수 있을 것이며, 성장하는 부분이 어째서 발달하는지에 대해 설명할 수가 있을 것입니다.

저는 뇌가 100세까지 성장한다고 확신합니다. 지금까지 MRI 사진을 통해 계속 성장하는 초고령자의 뇌를 많이 봐왔습니다.

하지만, 모두가 다 성장하는 것은 아닙니다. 훈련하는 방법을 모르면 뇌는 계속 쇠약해집니다.

이 책에서는 중장년이 되어서 뇌를 성장시킬 수 있는 비결을 많이 소개하고 있습니다. 그리고 고민 해소를 위해 뇌를 움직이는 트레이닝도 안내하고 있으니 생활 속에서 가볍게 실천해 보십시오.

이 책을 손에 들고 읽기 시작한 순간부터 이미 당신의 뇌는 성장하기 시작합니다.

뇌가 성장하면 언제까지나 젊고 건강하고 즐거운 날을 매일 보낼 수 있습니다.

인간의 몸 중에서
가장 오래 사는 것은 '뇌'이다

앞서 말했지만 50세가 넘어도 뇌는 성장합니다. 이는 MRI라는 뇌 사진 진단으로도 확인할 수 있는 사실입니다.

저는 이 MRI 사진을 통해 건강한 사람의 뇌와 장애가 있는 사람의 뇌를 많이 보아왔습니다. 또한 이와 함께 인류의 뇌가 만들어내는 세상의 모습을 과학적인 관점으로 관찰해왔습니다.

그 결과, '대부분의 인간은 자신이 가진 뇌의 힘을 과소

평가하고 있다'는 사실을 알게 되었습니다.

사실 뇌는 인간의 신체 중에서 가장 수명이 긴 부위입니다. 단련을 계속하면 뇌는 120세까지 살 수 있습니다.

다만, 너무 안타까운 점은 아무도 이러한 사실을 모르고 '이제 나이가 들었으니 성장하지 않을 것이다, 훈련해도 소용이 없을 것이다'라고 포기해버리는 것입니다. 뇌의 노화를 앞당기는 원인이 바로 이것입니다.

뇌의 한계를 정하는 것은 바로 자기 자신입니다.

뇌의 가능성을 최대한으로 발휘하기 위해서는 계속 꿈을 갖고 도전하는 것이 가장 중요합니다.

뇌는 태아 때의 미숙한 상태부터 성장하기 시작하여, 100년의 세월에 걸쳐 성장해도 완전히 성장하지 못하는 부분이 많습니다. 젊었을 때 이미 성장을 멈추는 것도, 유전자적으로 뇌의 한계가 정해지는 것도 아닙니다. 단순히 뇌가 그 부위를 사용하지 않아도 되는 네트워크 환경으로 이루어져 있기 때문입니다.

뇌 속에서는 사용이 서툰 부분은 그다지 성장하지 않

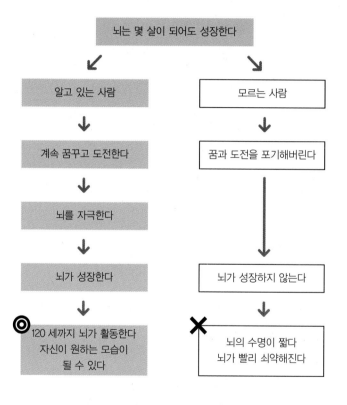

뇌를 성장시킬 포인트는?

뇌는 몇 살이 되어도 성장한다

알고 있는 사람	모르는 사람
계속 꿈꾸고 도전한다	꿈과 도전을 포기해버린다
뇌를 자극한다	
뇌가 성장한다	뇌가 성장하지 않는다
◎ 120 세까지 뇌가 활동한다 자신이 원하는 모습이 될 수 있다	✕ 뇌의 수명이 짧다 뇌가 빨리 쇠약해진다

뇌의 한계를 정하고 있는 것은 바로 당신 자신!

고, 능숙하게 사용하는 부분은 계속 성장합니다. 그러나 뇌의 능숙한 부분과 서툰 부분을 같이 사용한다면, 서툰 부분도 서서히 사용할 수 있게 됩니다.

이것이 몇 살이 되든 뇌를 성장시킬 수 있는 비결입니다. 우리는 서툰 일을 하는 걸 괴로워하므로 그다지 서툰 부위를 사용하지 않습니다. 하지만 자신이 원하는 자신의 모습을 향해 노력하거나 꿈을 이루기 위해 매일 정진하다 보면 서툰 뇌의 부분을 자연스럽게 사용하게 됩니다.

포기하지 않고 시행착오를 거쳐 끈기있게 노력하면 서툰 부분을 능숙하게 사용할 수 있는 방법을 발견하여 서툰 뇌 부위를 성장시킬 수 있다는 말입니다.

그래서 계속 꿈을 갖고 도전하면 그때까지 완전히 성장시키지 못한 뇌 부분을 성장시킬 수 있으며, 결과적으로 자신이 원하는 자신의 모습에 가까워질 수 있습니다.

중장년층은 뇌의 성장과
개성이 가장 빛나는 시대

다양한 사람의 뇌를 관찰하면서 알게 된 것이 있습니다. 그것은 자기 자신을 성장시키기 위해 목표를 향해 노력하는 사람의 뇌는 계속 성장하며, 개성이 빛나게 된다는 점입니다. 자신을 마주하고, 자신을 알고, 자신을 성장시킬 수 있는 사람은 뇌의 성장이 개성적입니다. '이 사람은 어떻게 이 뇌 번지를 키울 수가 있었을까'라고 생각할 만큼 한 부분만 탁월하게 성장합니다.

물론 50세가 넘을 무렵부터 뇌는 노화하기 시작합니다.

그 전까지 뇌의 개인차는 성장력의 차이일 뿐이었는데 중장년층부터는 '노화력을 얼마나 억제할 수 있는가'에 달려 있습니다. 노화력을 억제하고 성장력을 강화시킨 사람이야 말로 뇌의 개성이 생생하게 빛납니다.

제가 뇌를 진단했던 남자 치과의사는 49세 때 새로운 치과 의료를 목표로 병원 문을 닫고 연구를 시작했습니다.

그때 그의 뇌를 MRI로 봤더니 그 전까지는 말하기보다 손을 사용하는 일이 많았기 때문인지 언어계의 뇌 번지를 제대로 사용하지 않았던 것을 알 수 있었습니다.

52세가 되었을 때 다시 MRI로 뇌를 보았더니 언어계 뇌 번지(좌뇌 전두엽 부분)가 눈에 띄게 성장했습니다.

이것은 새롭게 시작한 연구를 위해 자료를 작성하거나 상대방에게 말로 설명하는 일이 많아져서 언어계 뇌 번지가 자연스럽게 훈련되었기 때문이라고 생각되었습니다. 다음 페이지의 MRI를 보면 49세 때보다 52세 때의 뇌가 좌우 균형이 뛰어나다는 것을 일목요연하게 알 수 있습니다.

새로운 행동을 함으로써 그 전까지 사용하지 않았던 뇌

남자 치과의사의 뇌 성장

좌뇌   우뇌

49 세

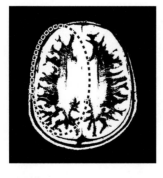

52 세

좌뇌   우뇌

좌뇌 전두엽 부분 (언어계 뇌 번지) 이 3 년 사이에 크게 성장. 좌우 밸런스가 잘 잡힌 것을 알 수 있다.

세포를 사용하게 되어, 새로운 회로가 활동하기 시작한 것입니다.

이렇듯 50세가 넘어도 뇌는 성장한다는 것을 이제 알게 되셨을 겁니다.

중장년층에 이를 때까지의 시기는 이른바 뇌 확립의 시기입니다. 이제부터는 뇌 전체를 사용하는 단계에 돌입합니다. 정보를 수집하는 힘보다도 깊이 이해하고 생각하는 힘, 인간력, 사람과 접하면서 길러온 감정력 등을 활용하면서 뇌가 성장합니다. 그리고 종합적으로 사물이나 지식을 다룰 수 있게 되는 '다룰 수 있는 뇌'로 되어가는 겁니다.

젊었을 때와 다르게 뇌를 사용할 수 있기에 그 전까지 찾을 수 없었던 자신의 능력을 발견할 수도 있습니다. 그것은 '경험'이 쌓였기 때문에 찾을 수 있는 능력입니다.

그래서 뇌의 성장과 개성이 가장 증가하는 시기는 중장년기라고 할 수 있습니다.

21세기도 10년 이상이 지났고, 평균수명도 놀라울 만큼 길어졌습니다. 중장년기는 늙기 시작하는 세대가 아니라 아직 성장해 나가는 세대입니다. 이 사실을 자각하고 더 좋은 삶의 방식을 찾아낸다면 반드시 개성과 빛을 발휘할 수 있을 것입니다.

건망증이 심한 것은
뇌 전체가 노화됐기
때문이 아니다

나이가 들면 어쩔 수 없이 건망증이 심해집니다. 단어나 사람의 이름이 생각나지 않는다, 중요한 물건을 어디에 두었는지 생각나지 않는다, 부엌에 왔는데 무엇을 하러 왔더라… 이런 경우가 빈번하게 발생하면 "내 뇌는 이제 노화했어." 라며 착각하는 사람이 많을 겁니다.

하지만 뇌의 모든 부분이 노화한 것은 아닙니다. 뇌 속의 아주 일부에 노화가 나타난 것뿐입니다. 그중에서도 '해마'라는 기억에 관여하는 부분의 세포는 가장 쉽게 노화한다고 합니다. 일반적으로 40대 후반부터 해마가 작아지는 경향이 있습니다.

저는 그 이유가 암기할 기회가 적어지기 때문이라고 생각합니다. 보통의 삶을 살고 있으면 40세가 넘어서 '반드시 기억해야 하는 것'이 별로 없습니다. 학창 시절에는 여러 과목에서 '기억'을 해야 했고, 그에 따라 수험 공부의 성공 여부 등 인생이 걸려있었습니다. 그래서 학창 시절이 기억계가 잘 성장하는 '제철'이라고 할 수 있습니다.

하지만 어른이 될수록 '통째로 외우지 않으면 내일부터 살아갈 수 없는' 일은 매우 적어지고, 기억계의 '제철'도 지나가게 됩니다. 그래서 '해마'가 약해지는 것입니다.

뇌 전체가 한 번에 노화하는 일은 거의 없습니다. 예를 들어 걸을 수는 없지만 유창하게 이야기하실 수 있는 고령자분들은 드물지 않습니다.

만약 뇌 전체가 쇠약해졌다면 걷는 것도 이야기하는 것도 할 수 없게 됩니다. 즉, 뇌는 부분적으로 노화해 간다고 할 수 있습니다.

그러므로 건망증이 심해졌다고 해서 비관적으로 생각할 필요는 없습니다. 뇌 대부분은 잘 기능하고 있습니다. 또, 잘 기능하는 부분을 더 늘림으로써 쇠약해진 부분을 서포트할 수도 있습니다.

이 사실을 잘 이해하고 '여기가 약해졌으니 다른 부분을 키우자.'라며 긍정적으로 생각하는 것이 중요합니다. '늙음'은 누구에게나 찾아옵니다. 하지만 이것은 뇌를 훈련하면 늦출 수 있습니다.

인생의 성공은
태아부터 100세까지
뇌의 일생으로 생각해야 한다

뇌의 성인식은 현대 일본을 기준으로 30세에 맞이한다고 생각합니다. 0~30세까지는 뇌의 기초력을 키우는 준비 기간이며, 그 후의 인생은 막연하게라도 도전하는 인생을 보내야 한다는 것이 저의 지론입니다.

■꿈을 이루는 인생의 도전

① 0~30세   → 뇌 성장 준비 기간
② 30~60세 → 자신다움을 알고 세상에 표현하는 기간
③ 60~90세 → 자신도 세상도 행복하게 만드는 기간
④ 90~120세 → 자신이 산 가치를 후세에 전승하는 기간

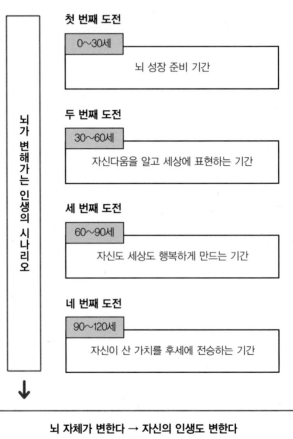

꿈을 이루는 인생의 도전, 4 단계

뇌가 변해가는 인생의 시나리오

첫 번째 도전

0~30세

뇌 성장 준비 기간

두 번째 도전

30~60세

자신다움을 알고 세상에 표현하는 기간

세 번째 도전

60~90세

자신도 세상도 행복하게 만드는 기간

네 번째 도전

90~120세

자신이 산 가치를 후세에 전승하는 기간

뇌 자체가 변한다 → 자신의 인생도 변한다

이러한 흐름이면 누구든지 자신의 뜻을 잃지 않을 거라고 생각합니다. 노자나 공자처럼 인생의 중간에 깨닫는 것이 아니라 처음부터 인생 120년간의 설계와 프로세스를 세우는 편이 즐겁고 건강하게 살 수 있다는 것이 뇌과학적으로 제창되었습니다.

큰 틀이 있으면 중간에 벽에 부딪혀도 "뇌 자체가 변해가기 때문에 내 인생이 변해도 괜찮아."라고 생각하게 됩니다. 뇌의 시나리오가 보이면 과도하게 자신을 긴장시키거나 낮게 보지 않아도 됩니다.

한 사람 한 사람, 이러한 나이를 거치면서 자신다움을 표현하면 됩니다. 하지만 이전까지는 원래 가지고 있는 자신의 능력은 고정되어 있고, 그 능력에는 한계가 있다고 생각되어 왔습니다. 그러나 뇌 성장의 법칙에서 보면 우리는 자신의 뇌 속에 평생 다년초를 키울 수 있습니다.

그리고 자기 자신은 물론 만나는 사람에게도 똑같이 미래의 삶이 있습니다. 그래서 몸을 키우는 측면, 뇌를 키우는 측면, 각각의 측면에서 뇌의 일생을 생각하는 것이 중요합니다.

뇌에 정년은 없다

정 년이라는 것은 사회가 만들어낸 것이지 뇌의 기능을 보고 정한 것은 아닙니다.

이것은 사회의 틀인데, 이 틀이 어느샌가 뇌의 환경을 만들고 뇌의 가능성을 줄어들게 하고 있던 것은 아닐까요?

뇌 성장은 사회와 매우 밀접하게 연관되어 있으므로 사회의 규정이 뇌까지 규정해 버리는 상황을 우리는 항상 염두에 두어야 한다고 생각합니다.

정년이라는 말은 "당신은 이제 나이가 들었으니 일하

지 않아도 됩니다."라고 말하는 듯한 느낌이지 들지 않습니까? 그 말 자체를 마이너스 요소로 받아들이는 사람도 많다고 생각합니다.

하지만 뇌는 이때부터 성장하는 부분이 많이 있다는 것을 잊지 마십시오.

정년을 맞이하여 아무 일도 하지 않고 인생을 보내는 것은 보물을 썩히는 일과 같습니다. 뇌를 성장시키면 그 나이만의 가치를 찾아낼 수 있습니다. 인생을 포기한 시점에서 당신의 뇌도 성장을 포기해버립니다.

사회에서 정년을 맞이해도, 뇌에는 정년이 없습니다.

앞서 말한 바와 같이 뇌는 노력 여부에 따라 죽을 때까지 계속 성장합니다.

그러므로 '이제 정년이니까.' 라며 뇌를 쉬게 하면 안 됩니다. 오히려 정년을 계기로 삼아 이제까지 못 했던 일에 도전하고 미숙한 뇌를 키우자고 긍정적으로 생각하는 것이 중요합니다.

초전두야(超前頭野, P. 118 참조)처럼 50세를 넘은 뒤에 제철을 맞이하고, 100세를 넘어서도 계속 성장하는 뇌의 부분도 있습니다. 넓고 풍요로운 마음이나 뛰어난 인격은 나이가 든 뒤부터 연마하며 얻을 수 있는 것입니다.

그리고 자기 자신의 일뿐만 아니라 세상의 행복, 아이와 손자 세대의 행복도 생각하면서 뇌를 풀가동시키는 것이 앞으로의 삶에 매우 중요합니다. 그 길을 한 걸음씩 견실하게 걸어가고 발자국을 확실하게 후세에 남기는 것이 우리의 사명입니다.

아무도 갈지 않는
뇌 번지가 있다

우리는 "응애~", 하고 태어나기 전부터 재가 되는 그 날까지 미숙한 뇌세포를 산더미처럼 갖고 있습니다. 이들 세포는 원하는 정보나 자극을 주지 않아서 활동할 기회가 오지 않을 뿐만 아니라 이 사실도 모른 채로 인생을 보냅니다.

뇌의 미숙한 세포 입장에서는 인간의 100년이라는 인생은 너무 짧을 것입니다. 태아기에 갖춘 뇌세포를 모두 사용하는 것은 도저히 무리입니다. 어떠한 천재나 수재도 미숙한 세포를 가진 채로 인생을 마감합니다.

　미숙한 세포를 '잠재능력 세포'라고 부르는데, 이것을 얼마나 성장시킬 수 있느냐가 나이가 든 뒤 뇌를 성장시키는 열쇠가 됩니다.

　나이와 관계없이 유약한 신경세포는 그 성장에 어울리는 정보가 찾아오기를 기다리고 있습니다.

　말하자면 아무도 갈지 않는 밭을 괭이로 일구는 것과 같습니다.

　'잠재능력 세포'가 보다 많은 활동을 시작하고 계속 성장하면 능력을 발휘할 수 있습니다. 그것은 강한 힘으로 괭이를 쥐고 계속 밭을 갈면 많은 작물을 키울 수 있는 것과 같습니다.

　먼저 어떤 뇌 번지(P. 95)가 경작되지 않았는지 자각하는 것이 중요합니다. 경작되지 않은 뇌 번지에 접근해서 미숙한 세포를 깨우고 성장시키면 자신도 몰랐던 '재능'을 만날 수가 있습니다.

　인간의 뇌에는 반드시 '잠재능력 세포'가 있습니다. 경작되지 않은 뇌 번지는 사람마다 제각각입니다. 감정 표현이 서투르거나, 말이 서투르거나 합니다. 이러한 자신의 단점에 대해 정보를 얻고 경험을 쌓으면 극복하기 어렵지 않습니다.

몇 살이든 늦지 않으니, 능력에 따라 서툰 뇌 번지를 훈련시켜봅시다. 예를 들어 오른손잡이인 사람은 왼손의 뇌 번지에 잠재능력이 숨겨져 있는 경우가 많으므로 오른손으로 하는 일을 왼손으로 바꾸기만 해도 효과가 있습니다.

80~90세가 되어야
성장하는 뇌가 있다

재미있게도 나이를 먹어갈수록 사고계(思考系) 뇌 번지(P. 95 참조)는 유연하게 사용할 수 있게 됩니다. 고령이 되고 나서 어려운 인생관에 관해 이야기하거나 '논어' 등 중국의 고전 사상 공부를 하는 것은 그 때문입니다.

젊었을 때는 그렇게 뇌를 사용할 수 없습니다. 왜냐하면 젊을 때는 몸이 건강하기 때문에 생각보다 쉽게 행동하기 때문입니다. 사고계 뇌 번지의 경험이 적기 때문에 생각하는 뇌는 발전 중이며, 어려운 의미를 이해하는 기능이 완전히 성장해 있지 않은 상태입니다.

하지만 나이가 들면 뇌 번지의 잘하는 부분과 서툰 부분이 뒤바뀝니다.

젊을 때는 시각계, 청각계 등을 마음껏 사용하고 정보를 많이 입수할 수 있지만, 그것을 토대로 숙고할 수는 없습니다. 그래서 얕은 생각밖에 할 수 없습니다.

하지만 고령자는 눈이나 귀 등 정보를 얻기 위한 기능이 약해지는 대신 생각을 잘하게 됩니다. 어려운 이야기도 그 뜻을 잘 음미하고 확실히 이해할 수 있게 됩니다.

이러한 밸런스 변화에 대응하고 나이에 맞게 성숙하게 뇌를 사용할 수 있는 사람이 건강하고 생기가 있습니다.

요컨대 80대, 90대가 되어도 생각하는 뇌 번지는 쇠약해지지 않습니다.

이전에는 이해할 수 없었던 어려운 책도, 말하고자 하는 바를 이해할 수 있게 됩니다. 인생 경험이 풍부하므로 이해할 수 있는 것도 많이 있습니다.

이해할 수 있게 되면 읽는 것도 생각하는 것도 즐거워지기 마련입니다. '논어'의 한 소절을 통째로 암기하려고 하면 기억계 뇌 번지에도 자극을 줄 수 있습니다.

뇌는 계속 사용하면 쇠약해지지 않기 때문에, 자신 있는 뇌 번지를 계속 사용하는 것도 좋을 것 같습니다. 80, 90세가 되어도 자신 있는 분야가 있다는 것을 파악하고, 그것을 기점으로 뇌를 성장시키는 것도 한 방법이라고 생각합니다.

'하고 싶은 사고'가
뇌 성장의 열쇠

'**타**인이 시켜서 한다, 누군가 말하면 한다.' 이러한 사고 패턴을 반복하고 있는 사람은 뇌가 쇠약해집니다. 사람은 하고 싶은 일이 있을 때, 필요한 것을 배우게 됩니다. 정보를 얻기만 하면 전두엽이 움직이는 것이 아니라 하고 싶은 일이 있으면 정보를 모으러 가는 것이 뇌입니다.

'하고 싶은 사고'란 능동적인 사고를 말하며 자신의 의사로 활동하는 것을 말합니다. 반대로 정보를 얻는 자세가 수동적인 상태는 '당하는 사고'입니다.

예를 들어 우연히 텔레비전을 통해 축구 경기를 보는 것과 '축구를 보고 싶다'고 생각해 텔레비전을 보는 것에는 첫 의식에 큰 차이가 있습니다. 후자는 '하고 싶은 사고'로, 원하는 정보를 적극적으로 끌어당기는 사고방식인데, 전자의 '당하는 사고'는 흘러들어오는 정보를 단순하게 받아들일 뿐입니다. 양쪽 다 텔레비전을 보는 같은 행동인데 초동 의식이 전혀 다르므로 뇌에 대한 작용도 달라집니다.

이 책에서 이야기하는 '뇌 훈련법'이나 나중에 소개할 트레이닝 방법도 마찬가지입니다. 아무런 흥미 없이 의무 감으로 하면 뇌 번지가 모두 수동적으로 반응하므로 효과가 반감해버릴 뿐만 아니라 효과가 없는 경우도 있습니다. 반대로 자신이 하고 싶어서, 100세까지 건강하게 살고 싶어서 훈련에 자주성을 갖고 임하면 뇌가 일제히 움직이기 시작합니다.

명확한 의사를 가지면 뇌를 효율적으로 훈련할 수가 있다는 이야기입니다.

평소에 잘 사용하는 뇌 번지는 자연스럽게 '하고 싶은 사고'로 되어 있을 것입니다. 반대로 사용하지 않는 뇌 번지는 '당하는 사고'로 되어 있을 가능성이 있습니다. '당하는 사고'로는 뇌가 '어째서 그 정보가 필요한 거야?'라는 생각을 하고 맙니다.

먼저, 자신의 사고방식 습관을 검토하고, 각각의 뇌 번지를 '당하는 사고'에서 '하고 싶은 사고'로 바꿔 나가도록 합시다.

이것은 쇠약해지지 않는 뇌를 만드는 습관을 키우는 일입니다. 적극성이나 자주성이 뇌의 힘을 향상시키므로 이것을 습관화하는 것이 중요합니다.

80세 이상의 초고령에
뇌를 성장시킨
사람들에게 배운다
(실제 사례)

세상에는 80세가 넘었으나 건강한 사람이 많이 있습니다.

이러한 사람들은 모두 자신만의 취미와 미래의 목표가 있습니다. 그리고 자신의 강점이 되는 뇌 번지를 갖고 있습니다.

여기서는 80세 이상인 사람 중에 인상 깊었던 사람 3명에 대해 이야기 하고자 합니다. 그들의 이야기 속에 항상 밝고 건강하게 살 수 있는 힌트가 숨겨져 있습니다.

하세가와 선생님과 2008년에 대담을 한 적이 있습니다. 당시 선생님은 80세셨는데, 66세 때의 뇌 MRI 사진을 가지고 오셨습니다. 저는 그것을 비교해 보고 깜짝 놀랐습니다. 14년 동안 하세가와 선생님의 입 뇌 번지가 매우 성장했다는 것을 알 수 있었습니다. 애초부터 선생님은 이야기를 잘하시는 분이셨으나, 정년 이후의 성장률은 경이로웠습니다.

저는 너무 놀라서 선생님께 어째서 입의 뇌 번지가 성장했는지 물어보았습니다.

"사람들 앞에서 강의하는 등, 말하는 일을 내 생활의 양식으로 삼고 있으므로 내게는 지금까지 입을 훈련하는 의식이 있었습니다. 그러므로 입의 뇌 번지가 성장한 것도 당연한 일이지요. 나는 전혀 놀랍지 않아요." 하고 말씀하셨습니다.

그 훈련방법은 구술필기(口述筆記)입니다. 선생님은 책을 집필할 때 손으로 원고를 쓰지 않고 말하는 내용을 원고로 옮기신다고 합니다. 말할 때는 원고용지가 머릿속에 떠

올라, 구두점까지 모두 말로 설명하신다고 합니다.

때로는 "1분 동안 몇 글자를 말할 수 있을까?"라는 생각에 도전하여 시간을 측정하면서 열심히 훈련한 적도 있다고 합니다. 이런 식으로 말하는 것에 대한 의식을 갖고 다양하게 시도해보기만 해도 입의 뇌 번지는 성장하게 됩니다.

뇌에는 다양한 번지가 있습니다. 그 뇌 번지를(P. 95 참조) "어떻게 하면 성장시킬 수 있을까요?". 먼저 누구에게도 지지 않는 강한 뇌 번지를 하나 만드는 것이 중요합니다. 타인과 비교하는 것이 아니라 자기 뇌 중에서 가장 강한 부분이 어디인지 생각해보십시오. 여러분이 뇌 속을 볼 기회는 거의 없을 겁니다. 그러나 자신이 좋아하는 것, 잘하는 것, 하기 쉬운 것 등이 여러분의 뇌 속에서 제일 성장한 부분이라고 생각할 수 있습니다.

그 부분에 집중하고 의식하는 것이 중요합니다.

하이쿠 시인 / 미사와 도키(三沢とき)

만나 뵌 것은 미사와 씨가 103세 때였습니다. 미사와 씨는 93세 때 처음 하이쿠(俳句, 일본의 17음으로 된 단형시—역 주)를 배우기 시작해, 10년 후인 103세 때 하이쿠 집을 출판 했습니다.

미사와 씨의 뇌를 보면서 저는 어떠한 사실을 알게 되었습니 다. 그것은 20세 정도의 사람이 하이쿠를 지을 때와 100세인 사람이 하이쿠를 지을 때 뇌 번지의 사용법이 전혀 다르다는 것입니다.

20세인 사람이 하이쿠를 지으면 이야기하거나, 듣거나, 보는 뇌를 사용하기 쉽지만, 나이를 먹어가면서는 사고계 뇌를 사 용하게 됩니다. 미사와 씨는 하이쿠를 지으면서 사고계 뇌 번지를 훈련하고 있던 것입니다.

그래서 "옛날에는 하이쿠에 관심이 없었어요."라고 말하는 사람도 고령이 되면 하이쿠에 도전해보는 게 좋을 거라고 생 각합니다.

이렇게 나이에 따라 뇌의 가치는 변합니다. 그리고 자기 자 신의 가치도 변합니다.

옛날의 성공이나 영광을 마음의 버팀목으로 삼고 계속 살아가는 것도 중요하지만, 미래를 향해 나아가는 것이 더욱더 중요하지 않을까요?

나이가 들면 미사와 씨처럼 특정한 테마를 갖고 일상생활에 녹여내는 것이 중요합니다. 미사와 씨는 종종 따님과 하이쿠를 만든 뒤에 이렇다 저렇다 하면서 의견을 교환한다고 합니다. 이런 일상의 한 장면도 뇌에 좋은 자극을 줍니다. 테마가 있으면 이야기꽃이 필뿐만 아니라 외출할 목적도 생기기 때문입니다.

육상선수 / 오오미야 료헤이(大宮良平)

홋카이도(北海道) 후라노(富良野)에 사는 오오미야 씨는 런닝으로 운동계 뇌 번지를 훈련하고 있습니다. 오오미야 씨는 100세를 넘긴 뒤에 '홋카이도 마스터즈 경기 선수권 대회'에 출전하여 일본 신기록까지 세운 대단한 경력을 갖고 있습니다.

오오미야 씨에게서 배운 것은 '큰 목표를 가짐'으로써, 계속 뇌가 성장한다는 점이었습니다. 오오미야씨는 올바른 식생활을 유지하고, 100세가 되어도 전신을 움직이는 노력을 게을리하지 않았습니다. 그리고 홋카이도의 좋은 공기를 몸과 뇌에 공급한 점도 오오미야 씨의 건강에 중요하게 작용했을 거라고 생각합니다.

사실 오오미야 씨는 90대 후반에 거의 누워서 생활한 적이 있습니다. 당시에는 간병이 필요했을 정도였는데, 그래도 100세 때는 100m

경주에서 마스터즈 일본신기록을 세우게 되었습니다.

오오미야 씨를 보고 생각했습니다. 인간은 언제 성공해도 괜찮습니다. 80세 때 성공하지 못한 사람은 90세, 100세 때 성공할 수 있도록 노력하면 됩니다. 60세까지 살 수 있을지 없을지 모른다고 생각했었던 옛날 같으면 이야기가 달라지겠지만, 수명이 연장된 지금은 성공 나이에 제한이 없습니다. 그러한 자유도가 높은 세상이 되었다고 저는 생각합니다.

이렇게 80세가 넘어서도 건강한 사람들에게는 공통된 성격이 있었습니다. 그것은 남에게 불쾌감을 주지 않고 긍정적인 사고를 하며 사람이 모여드는 분위기를 갖고 있다는 점입니다. 사람이 모여든다는 것은 다른 사람이 정보를 제공해 준다는 점을 이야기합니다. 젊었을 때는 건강하므로 여러 부위가 잘 기능하지만, 뇌 번지에도 한계가 나타나게 됩니다. 그럴 때, 주변 사람이 제공하는 정보가 자신이 사용하지 못했던 뇌 번지에 빛을 비추어주는 것입니다.

100세까지
성장하는
뇌 훈련 방법

PART

성장하는 뇌,
성장하지 않는 뇌

뇌는 긍정적인 생각이나
삶을 아주 좋아한다

뇌를 계속 성장시키고 뇌 기능을 최대한 사용하기 위해서는 '긍정적으로 사는 것'이 중요합니다. 긍정적으로 산다면 아직 뇌 속에 사용되지 않은 잠자는 잠재능력 세포를 깨울 수 있습니다.

그러기 위해서는 호기심을 갖고 다양한 일에 도전하는 것이 좋습니다. 이는 긍정적으로 사는 방법 중 하나입니다. "해본 적이 없으니까 안 할래.", "나는 서투르니 참가하지 않을래." 이러한 부정적인 말이나 행동은 뇌를 쇠약하게 만듭니다.

부정적인 사고방식이나 무관심은 뇌에 나쁜 영양분을 주게 됩니다. 새로운 일이나 서투른 일에 대한 도전이야말로 미숙한 뇌 번지를 성장시키는 찬스입니다. 이 기회를 놓치지 않도록 뇌와 마음의 문을 항상 열어 두어야 합니다. 오히려 뇌는 "처음이니 도전해보고 싶어!"라는 긍정적인 생각을 아주 좋아합니다.

나이가 들면 어쩔 수 없이 비관적인 생각이 앞서기 마련인데, 생각하기보다 먼저 행동을 하는 것이 중요합니다.

매일 즐겁게 사는 비결은 모르는 것을 알려고 하는 의욕, 미지의 세계에 대해 호기심을 갖는 것입니다. 힘이 넘치는 즐거운 생활은 뇌 번지(P. 95 참조) 네트워크가 쉽게 연결되게 합니다. 청각계 뇌 번지도, 시각계 뇌 번지도 자신이 즐거운 상태라면 움직임이 활발해집니다. 뇌 속에 점점 자유가 퍼져갑니다.

반대로 마이너스 사고는 뇌의 움직임을 멈추게 합니다. 사고가 멈춘 채로 공백의 시간이 계속 이어지면 어느 순간

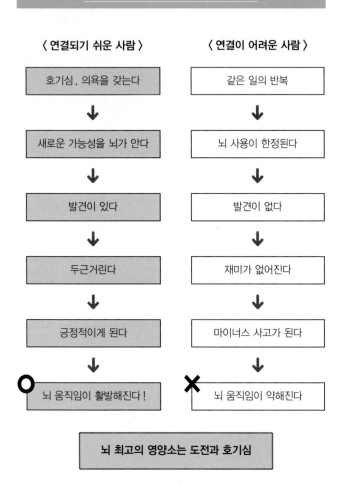

뇌 네트워크가 연결되기 쉬운 삶은 ?

〈 연결되기 쉬운 사람 〉　　　〈 연결이 어려운 사람 〉

| 호기심, 의욕을 갖는다 | 같은 일의 반복 |

↓　　　　　　　↓

| 새로운 가능성을 뇌가 안다 | 뇌 사용이 한정된다 |

↓　　　　　　　↓

| 발견이 있다 | 발견이 없다 |

↓　　　　　　　↓

| 두근거린다 | 재미가 없어진다 |

↓　　　　　　　↓

| 긍정적이게 된다 | 마이너스 사고가 된다 |

↓　　　　　　　↓

O 뇌 움직임이 활발해진다 !　　　X 뇌 움직임이 약해진다

뇌 최고의 영양소는 도전과 호기심

재미없다고 느끼게 되고, 스트레스까지 생깁니다. 이러한 습성의 사람은 치매에 쉽게 걸리거나, 우울증에 걸리거나, 기분이 좋지 않을 때 회복하는데 시간이 걸리거나 합니다.

한편, 자신의 소원을 뇌로 만들어내고 실행하며, 나아가는 사람의 뇌는 쇠약해지지 않습니다. 미래를 향해 생각을 펼치고, 그것을 이루기 위해 노력합니다. 이것은 자신에 대한 도전이자, 그 앞에 있는 무언가를 잡고 싶어 하는 매우 긍정적인 생각입니다.

도전이나 호기심은 뇌에 최고의 영양소가 됩니다. 언제라도 긍정적인 마음가짐을 유지할 수 있다면 몇 살이 되어도 뇌는 갖고 싶은 것을 잡으려는 듯이 성장해갑니다.

새로운 취미를 가지면
뇌는 성장한다

앞서 호기심이나 도전이 뇌에 좋은 영향을 주고 있다고 이야기했는데, 간편한 실행방법으로써 새로운 취미를 만드는 것을 추천합니다.

나이가 들면 타인과 만날 기회가 적어지고 외출하는 횟수도 줄어듭니다. 하지만 취미가 하나 있으면 더욱 활동적인 생활을 하게 됩니다.

게다가 지금까지 해본 적이 없는 새로운 취미라면 더욱더 뇌를 성장시킬 수 있습니다.

홀라댄스나 댄스 스포츠, 서예, 시, 수채화, 원예 등 조금이라도 관심이 있는 것이라면 어떤 것이든 좋습니다.

다만, 뇌는 서툰 일에 대해 빠르게 움직이지 못하는 성질을 갖고 있으므로 가능한 한 자기가 좋아하는 일에 도전하는 것이 좋습니다.

새로운 취미를 갖는 것이 가장 좋긴 하지만, 예전에 했던 일을 응용해서 취미로 삼는 것도 좋다고 생각합니다. 마작을 게임 감각으로 즐기는 것 등이 그 한 가지 예입니다. 취미가 없는 사람은 우선 자기가 하기 쉬운 것부터 취미를 만들어 보십시오.

무언가 한 가지를 새롭게 시작하기만 해도 여러 개의 뇌 번지가 기능하며, 뇌에 자극이 됩니다. 부디 귀찮아하지 마시고 적극적으로 취미 찾기에 임해보십시오.

그리고 취미를 찾아 강습 등에 참가하면 타인과 소통할 수도 있습니다. 그곳에서 새로운 친구를 만나 취미에 관해 이야기를 나누기만 해도 뇌는 성장합니다. 특히 혼자 사시는 고령자분은 부디 실천하셨으면 좋겠습니다.

다른 사람과 대화하기만 해도 뇌 번지가 활동하고, 타인과 이야기하는 기회가 없어 쇠약해지기 시작한 언어계 뇌 번지를 자극할 수도 있으므로 눈에 보이는 효과를 실감할 수 있을 것입니다.

자신의 즐거움을 찾아내어 뇌 속의 사용하는 부위가 명확해진 사람은 몇 살이 되어도 생기가 있습니다. 만족감 있는 알찬 생활이 뇌를 계속 성장시킵니다.

여성의 삶은
뇌에 좋은 영향을
주고 있다

남성과 여성의 평균수명은 현재 8년이나 차이가 납니다. 여성이 더 오래 사는 것은 '단순한 성별 차이가 아니라 여성의 삶 그 자체에 오래 사는 비밀이 있지 않을까?' 라고 저는 생각하고 있습니다.

여성 특유의 생활 속에 뇌를 100세까지 성장시키는 힌트가 숨겨져 있습니다.

가사 등 생활에 밀착한 세세한 작업이 뇌에 영양분을 주고 쇠약해지지 않는 뇌를 만들어내고 있는 것이 아닌가

여성과 남성의 뇌 성장 차이

여성의 특징

- 호기심이 왕성하다
- 화제가 끊이지 않는다
- 요리, 청소, 세탁 등 매일 집안일을 한다
- 이웃과 교류가 많다
- 건강에 관심이 있다

 뇌가 성장하기 쉽다

남성의 특징

- 자존심이 강하다
- 시사 문제나 정치 이야기밖에 하지 않는다
- 새로운 일에 도전하지 않는다
- 교류의 기회가 적다
- 건강에 관심이 없다

 뇌가 성장하기 어렵다

생각됩니다. 요리, 청소, 세탁 등 모두 몸을 움직이는 활동인데, 이것이 뇌의 여러 번지를 네트워크로 연결하는 작업을 합니다. 이 활동을 거의 매일 반복하고 있으니 뇌에 틀림없이 좋은 영향을 주고 있을 것입니다.

게다가 여성은 호기심이 왕성합니다. 한류스타를 좋아하고, 유행하는 다이어트에 도전해보고, 나이가 들어도 자신의 안테나를 펼쳐서 관심이 있는 일에 바로 반응합니다. 이것이 건강의 근원이 되고 있다고 생각합니다.

또한 여성은 화제가 많습니다. 남성은 굳이 말하자면 일에 관련된 이야기, 신문에 실린 시사 문제, 정치 이야기 등을 화제로 삼는데, 여성의 경우는 요리 이야기, 며느리나 손자 이야기, 텔레비전 이야기 및 이웃의 소문 등 화제가 다양합니다. 그 많은 콘텐츠가 뇌를 폭넓게 성장시키고 있습니다. 이렇게 생각하면 남성이 시시하다고 생각하는 길거리 수다도 결코 시간 낭비가 아니라고 생각합니다.

여성의 삶을 참고로 하여 실천하는 것도 뇌를 보다 활발하게 움직이게 하는 비결이라고 할 수 있습니다. 지금까지 집안일을 전혀 하지 않았던 분은 이번 기회에 요리, 세탁, 청소 등을 조금씩 도와주거나 시시하다고 느끼는 내용이라도 상대방에게 전달하고 이야기해보면 좋을 것 같습니다. 그러한 사소한 것들이 뇌의 성장으로 이어집니다.

저의 세미나에서도 여성분이 남편을 데리고 오는 케이스가 많고, 여성이 더 적극적입니다. 남성이 자존심이 강하고 좀처럼 새로운 일에 뛰어들지 않는 점도 수명을 단축시키는 원인이 아닐까 생각합니다. 자존심을 버리고 자유로운 발상을 하는 것이 남성에게 필요할지도 모릅니다.

사람을 만나면
뇌를 자극할 수 있다

나이가 들면 들수록 다른 사람과의 교류가 적어집니다. 60~70대 정도가 되면 자녀들의 독립 등을 계기로 더욱더 다른 사람과 교류할 기회가 줄어듭니다. 타인과의 교류가 없어지면 뇌는 점점 쇠약해집니다. 그래서 적극적으로 그 기회를 만들어 나가는 것이 중요합니다.

가족 간의 교류가 적어지는 것을 생각해보면 지역사회라는 존재가 커집니다. 지역 행사 운영에 참여하거나 자신이 키운 채소를 이웃들에게 나눠주는 등 생활 속 정보 교환

커뮤니티에서 활동하는 사람은 치매에 걸리지 않습니다.

동네에는 아마도 비슷한 고민을 안고 있는 같은 세대의 사람이 많이 있을 것입니다. 이런 사람들과 잘 교류하고 이야기 상대를 찾아보도록 노력해보십시오.

앞서 말한 바와 같이 여성의 경우는 비교적 생활 속에서 교류 네트워크를 쉽게 만드는 성질을 갖고 있습니다. 나이가 들어도 쓰레기를 내놓을 때나 장보기 등에서 이웃들과 만나는 기회가 많고, 수다를 떨면서 이야기꽃을 피울 수 있으므로 이야깃거리가 끊이지 않습니다.

하지만 남성은 성격적으로 이러한 활동이 어려운 경향을 보이며, 고립되기 쉽다고 할 수 있습니다.

지역에서 네트워크를 만드는 것이 어렵다면 어떠한 방법이라도 좋으니 자원봉사에 참여하는 등 사회에 참여하는 것이 중요합니다. 남성은 여성보다 교류의 기회가 적다는 것을 자각하고 다양한 일에 적극적으로 참여하도록 합시다.

또한, 사람과 관계를 맺으면 자연스럽게 상대방의 마음을 생각하게 됩니다. 상대방이 즐거워하면 좋겠다고 생각하면 즐거운 이야기를 할 것이고, 새롭게 알게 된 정보가 있으면 가르쳐주면서 도움이 되었으면 좋겠다고 생각할 것입니다. '상대방 입장에 서기'를 의식하기만 해도 전달계 뇌 번지가 자극을 받아서 뇌가 성장하기 시작합니다.

커뮤니케이션은 여러 뇌 번지에 작용하는, 뇌의 성장에 반드시 필요한 도구입니다. 뇌를 성장시키기 위해서는 곳곳에 널려 있는 만남을 소중하게 여기는 것이 중요합니다.

융통성이 없는 사람은
뇌가 성장하지 않는다

뇌의 성장을 촉진하기 위해서는 다양한 정보를 흡수하고 그것을 받아들일 수 있는 유연성이 필요합니다.

어떤 일이든 관심을 두는 것과 발상의 자유도를 유지하는 것이 중요합니다. '융통성이 없다, 변화를 두려워한다, 다른 사람의 의견을 의심한다'라는 등의 성격은 뇌 성장을 방해하는 원인이 됩니다. 자신의 관점만으로 일을 결정하는 것이 아니라 다른 사람의 의견에도 귀를 기울이고 여러

각도에서 파악하는 것이 중요합니다. 이것만으로도 평소 사용하지 않는 뇌 번지가 움직이기 시작하고 뇌가 계속 성장합니다.

또한, 먹어보지도 않고 무작정 싫다고 편식하는 것도 뇌 성장을 방해하는 원인 중 하나입니다. 먹어본 적도 없으면서 '싫다'고 결정짓는 것은 너무 아까운 일입니다. '도전은 뇌에 최고의 영양소가 되므로 극복할 수 있을지 없을지는 나중의 문제로 하고, 일단은 먹어볼 것.' 이것만으로도 뇌에 변화가 나타납니다.

또한, 젊은 세대의 사람과 교류함으로써 더욱 뇌를 자극할 수 있습니다. 전혀 몰랐던 일을 가르쳐주거나 자신과 다른 차원의 생각을 하는 등 '미지의 세계'로 안내해주기 때문입니다.

나이가 들면 자신이 알고 있는 범위로만 이해하려고 하는 경향이 있는데, 그래선 안 됩니다. 아는 체해서도 안 됩니다. 새로운 것을 이해하는 유연함을 갖고 자유로운 발상으로 젊은이들과 마주하면 그 신선함에 뇌가 생기를 갖기 시작합니다.

고령이 되면 될수록 "젊은 사람과 의견이 맞지 않아서."라며 젊은 사람들을 멀리하는 노인을 많이 보게 되는데, 이것은 결코 도움이 되지 않습니다. 젊은 사람들이 어떤 생각을 하고 있고, 어떤 미래를 꿈꾸고 있는지, 그들이 사용하는 새로운 말에도 관심을 두고 적극적으로 교류를 시도하면 지금까지의 인생관이나 뇌도 변하게 됩니다.

고정관념에 구애받지 말고 젊은 사람들과 마주해 보는 게 어떨까요?

건강에 관심이 있는 사람은
늙지 않는다

뇌 건강을 유지하기 위해서는 신체의 건강이 전제
됩니다. 뇌를 특별하게 의식하지 않아도 영양
이나 수면 등에 주의하고 항상 몸을 건강한 상태로 유지하
려고 유의하는 사람은 기본적으로 뇌도 쇠약해지지 않습니
다. 몸이 망가지지 않게 하고, 약해지지 않게 하는 노력을
함으로써 뇌를 돌보는 것입니다.

그중에서도 생활습관병은 몸뿐만 아니라 뇌에도 천적
입니다. 당뇨병이나 비만 등 생활습관병은 뇌의 가지를 좀

먹고, 나도 모르는 사이에 시들게 합니다. 즉, 뇌세포가 상하게 되는 것입니다. 또한, 고혈압이나 당뇨병 등은 치매의 요인이 되는 경우도 많습니다. 다소 몸 상태가 안 좋아도 뇌는 멀쩡하니까 괜찮다며 가볍게 여겨서는 안 됩니다.

뇌 성장을 방해하지 않기 위해서는 먼저 생활습관을 재검토하는 것이 중요합니다. 특히 식생활이 좋지 않으면 60~70대가 되어서 영향이 나타나는 경우가 있습니다.

콜레스테롤 수치가 높은 사람도 이 세대에는 많으므로 지금까지의 식생활을 검토하고 개선해야 합니다.

몸에 좋은 음식을 적극적으로 섭취하고, 정기적으로 운동하고, 규칙적인 수면시간을 갖는 등, 평소 자신의 건강에 민감하게 신경 쓰는 사람은 자신이 모르는 사이에 뇌도 건강해집니다.

제가 뇌 사진을 감정한 75세 여성은 25년 전에 암 수술을 받은 후 건강에 관심을 두게 되었고, 영양학을 공부하는 등 다양한 강좌 등에 참가하였으며, 유익하다고 생각한 정보를 다른 사람에게 전하는 일을 계속해왔습니다.

병에 지지 않고 긍정적으로 살기 위해 이전까지와는 다른 인생으로 방향을 전환하기 시작했을 때부터 그녀의 뇌는 생기를 갖기 시작했습니다. 이러한 행동 덕분에 그녀의 뇌는 25년 전과 변함없는 젊었을 때의 상태를 계속 유지하고 있었습니다.

건강에 관심이 있다는 것은 자신의 몸에 관심이 있다는 것입니다. 빨리 자신을 되돌아보십시오. 먹고 싶은 것을 다 먹고, 교제를 위해 술을 절제하지 않고 마시며, 수면시간도 불규칙적이신 분은 주의가 필요합니다.

뇌의 쇠약과 몸의 쇠약은 고령이 될수록 밀접한 관련을 가집니다.

건강에 관심을 두고 나이가 들어서도 몸을 아끼면 몸도 뇌도 늙지 않습니다. 단기 정밀검사나 건강진단 등 정기적으로 몸 전체를 점검하는 것도 잊지 말아야 합니다.

마지막 마무리를
잘할 수 있는 사람은
치매에 걸리지 않는다

<big>행</big>동에 긴장감이 없고 시간을 쓸모없이 보내면 치매에 걸리기 쉽습니다. 밥을 먹은 뒤 뒷정리를 하지 못하거나, 사용한 물건을 정리하지 않고 다음 일을 시작하거나, 이런 하나하나의 행동을 잘 마무리하지 못하는 사람은 주의가 필요합니다.

행동하기 위해 스위치를 'ON'으로 하는 것은 간단하지만, 끝내기 위한 마무리로 스위치를 'OFF' 하는 일은 의외로 어렵습니다. 이것은 행동을 시작하면 뇌가 그 행위 자체

에 지배를 당하는데, 확실히 마무리함으로써 기억이 뇌에 쉽게 저장되어 사고계 뇌 번지와 기억계 뇌 번지가 더욱 많은 에너지를 필요로 하게 되기 때문입니다.

먼저 긴장감 있게 행동하도록 노력하고, 행동 하나하나를 잘 마무리할 수 있도록 훈련해봅시다.

행동의 ON, OFF를 잘 구분할 수 있으면 뇌의 해마 부분이 자극을 받아 기억력이 좋아집니다. 반대로 "깔끔한 것을 좋아했던 아버지가 최근 아무렇지 않게 이것저것을 어지럽히게 되었어요."라는 경우에는 주의가 필요합니다. '마무리가 좋으면 모두가 좋다'라는 말을 하려는 건 아니지만, 시작한 일은 마지막까지 잘 마무리를 해야 치매를 멀리할 수 있습니다.

그래서 마지막은 '꺼낸 물건을 잘 정리한다, 내일 해야 할 일을 써서 끝낸다, 일기를 써서 하루를 마무리한다' 등 자기 자신 안에서 잘 마무리하는 것이 치매에 걸리지 않는 비결이라고 할 수 있습니다.

또한 규칙적인 생활도 중요합니다. 빈둥대며 자는 잠은

시작도 끝도 없으므로 뇌에 악영향만 끼칩니다.

아침저녁으로 양치질 잘하기, 아침에는 반드시 걸레질 하기, 매일 같은 시간에 정해진 TV 프로그램을 보기 등, 자신의 생활리듬이 확실히 맞추어져 있으면 행동의 ON, OFF를 쉽게 할 수 있습니다. 그러면 뇌 정리를 간단하게 할 수 있게 됩니다.

이렇게 자기 안에서 규칙을 정하고 시간을 의식하는 것 이 뇌를 적절하게 움직이게 하는 방법 중 하나입니다.

계획적인 사람은
뇌가 쇠약해지지 않는다

하루 단위, 또는 연 단위로 할 일을 정하는 사람, 즉 계획을 세우고 있는 사람은 뇌가 아주 건강합니다. 오늘은 이것과 이것을 하고, 내일 중으로 이것을 마무리한다, 이렇게 스케줄을 세워서 행동하는 것이 중요합니다.

이렇게 하면 뇌가 움직이기 시작해 기억력을 좋게 만듭니다.

미래부터 거꾸로 계산하고 계획을 세우면 사고 회로가

자극을 받아 뇌에 좋은 운동이 됩니다. '10년 후에는 이렇게 되고 싶으니, 1년 후에는 여기까지 달성하면 된다.' 이런 식으로 장기적인 계획을 세우는 것도 추천합니다.

이렇게 하면 초조함 없이 목표를 하나씩 확인하면서 앞으로 나아갈 수 있으므로 뇌도 늘 성장할 수 있습니다.

저는 '뇌 번지 일기'라는 뇌 트레이닝을 권장하고 있는데, 이것도 스케줄 작성과 비슷합니다.

간단하게 설명하자면, 하루 스케줄을 미리 쓰고, 하루를 마무리하면서 각각의 행동이 어느 뇌 번지(P. 95 참조)를 사용하고 있는지 적는 것입니다. 이것을 반복하면 뇌 번지를 의식할 수 있게 됩니다. 이렇게 하면 각각 잘하는 일과 서툰 일을 이해할 수 있고, 약점도 극복할 수 있게 될 거라고 생각합니다.

특히 뇌 번지를 의식하지 않고 그 날에 무엇을 했는지, 어디에 갔는지 등을 일기에 쓰기만 해도 효과적입니다. 일기를 쓰면 시간을 확인할 수 있으므로 기억이 통과하는 길 역할을 담당하는 '해마'가 쇠약해지지 않습니다.

계획을 세우는 사람은 뇌가 건강하다

목표를 향해 하나씩 확인하면서 나아간다

현재

1년 후에는 여기까지 달성

5년 후에는 여기까지 달성

10년 후 이렇게 되고 싶다

뇌가 계속 성장한다

그리고 일기에 쓴 행동을 분석하면 자주 사용하는 뇌 번지, 거의 사용하지 않는 뇌 번지를 알 수 있습니다. 이것을 이해하고 행동을 궁리하는 일도 뇌 성장에 필요합니다.

50세 이후, 특히 70세를 넘어서부터는 계절, 연, 월이라고 하는 시간의 주기를 의식하는 것이 중요합니다.

지구의 움직임에 맞춰 시간의 흐름을 느끼면서 행동할 수 있는 사람은 늙지 않습니다. 추석이나 설, 지역 축제, 꽃구경 등 자신 안에서 연중행사를 만들고 적극적으로 참가하면 뇌의 젊음을 유지할 수 있습니다.

칭찬을 하면
뇌가 건강해진다

사람은 '칭찬을 받으면 성장한다'고 흔히 말합니다. 이것은 인간은 누구나 다른 사람에게서 인정을 받고 싶다는 욕구를 가졌기 때문입니다. 반대로 칭찬을 받지 못하고 인정을 받지 못한다는 생각이 고민과 스트레스를 만들어냅니다.

고령이 되고 혼자 살거나 다른 사람과의 교류가 없어지면 타인에게 인정받거나 칭찬받는 기회가 거의 없어집니다.

그래서 익히면 좋은 습관이 바로 자신을 스스로 칭찬하

는 습관입니다.

자기 자신을 칭찬할 수 있는 사람은 뇌가 쉽게 성장합니다.

인정을 받지 못하면 어째서 스트레스가 쌓이는 걸까요? 그 이유는 뇌가 마이너스 사고로 전환되어 움직임이 나빠지기 때문입니다. 뇌 번지의 움직임이 멈춰 버리거나 같은 장소를 빙빙 돌게 되는 것입니다.

스트레스에서 벗어나 가능한 한 빨리 회복하려면 스스로를 칭찬하는 몇 가지 방법을 가져 보십시오.

칭찬이 뇌 성장으로 이어지고, 이것이 축적되면 자신의 방향성도 확실해집니다. 스스로를 칭찬하는 것, 인정하는 것은 자신의 신념이나 가치관, 사는 의의에 깊게 파고드는 일이기도 합니다.

그러기 위해서는 자신의 역할을 명확하게 설정해 둘 필요가 있습니다. 살아갈 때 자신이 어떤 역할을 담당하고 있는지 알게 되면 자연스럽게 '칭찬을 받을 만한 행위'도 알게 될 것입니다.

이것을 깨달은 후에는 칭찬받는 요소를 늘려서 그러한 행동을 하고, 매일 자신을 칭찬해주어야 합니다. 이렇게 하면 스트레스에 강한 뇌가 되고, 스트레스를 힘으로 전환하여 뇌를 성장시킬 수 있습니다.

100세까지
성장하는
뇌 훈련 방법

PART

뇌에도 사람마다
개성이 있다

식물과 마찬가지로
뇌도 키울 수 있다

여러분은 식물을 키우는 방법을 알고 계십니까?
나팔꽃, 수세미, 오이 등 적어도 학교 수업이나
생활 속에서 키우는 방법을 배운 기억이 있을 겁니다. 빛을
쐬게 하고, 물을 주고, 비료를 주면서 어떤 시기에는 너무
과도하게 물을 주지 않는 등 성장시키는 포인트를 아실 거
라 생각합니다.

그렇다면 뇌는 어떨까요? 사실 우리는 지금까지 '뇌의
일생'에 대해 거의 알 기회가 없었습니다. 뇌에 무엇이 필

요하고, 어떻게 하면 성장하는지 알지 못한 채로 생활하기 때문에 나도 모르게 쇠약해지게 만든 것입니다. 하지만 식물의 일생을 알기에 키우는 방법을 알게 된 것과 같이 '뇌의 일생'을 알면 뇌도 자기 마음대로 성장시킬 수 있습니다.

키우는 방법도 식물과 그다지 차이가 없습니다. 물론 뇌는 광합성을 하지 않고, 물도 몸에 필요한 양만으로 충분합니다. 단, 이것을 대신하려면 필요한 요소가 몇 가지 있습니다. 그것은 '정보'와 '경험'입니다. 이러한 필요 요소를 알고 있으면 식물처럼 뇌를 성장시킬 수 있습니다.

MRI라고 하는 장치를 사용하여 저는 지금까지 1만 명 이상의 뇌 사진을 보아왔습니다. 약 30년에 걸쳐 뇌 성장의 원리를 알게 되었는데, 그 원리는 정말로 식물과 비슷합니다. 뇌 안에서의 무성한 잎은 신경세포가 가득 찬 피질이라고 불리는 부분으로, 사진의 하얗고 울퉁불퉁한 부분에 해당합니다. 사진으로 보면 뇌 전체가 한 그루의 나무처럼 보입니다. 가지는 네트워크를 관리하는 신경섬유입니다.

나무는 한 그루 한 그루 가지 모양과 잎이 나는 모양이

다릅니다. 뇌도 마찬가지로, 그 형태는 한 사람 한 사람 모두 차이가 있습니다. 같은 형태의 뇌는 단 한 명도 없습니다. 뇌의 강한 부분은 가지가 굵어지고 약한 부분은 빈약해집니다. 잎도 많이 난 부분은 잘 발달하여 있는 식입니다.

뇌 성장은 50세가 지나도 절대 늦지 않습니다. 관리를 게을리하지 않고, 꾸준히 키우면 계속 성장합니다. '내 뇌는 이제 말랐을 것이다.'라고 생각한다면 자신이 뇌를 마르게 키우고 있는 것입니다.

'정보'를 줌으로써
뇌는 만들어진다

뇌를 키우기 위해서는 식물의 빛이나 물을 대신하는 요소가 필요하다고 설명했습니다. 여기에서는 뇌에 필요한 영양소에 관해 이야기하겠습니다.

산소, 당분 등 물리적으로 뇌에 필요한 요소가 있는데, 그것은 바로 생활 속에 있는 영양소로서 중요한 역할을 하는 '정보'입니다. 뇌에 정보를 부여하면 그것을 이해한 세포만이 활동을 시작해 가지가 점점 길어집니다. 미래를 향해 정보를 계속 부여하면, 더 이해할 수 있다는 듯이 뇌의 형태가 갖춰집니다.

정보의 양과 내용에 따라 우리는 자신도 모르는 사이에 뇌를 성장시키고 뇌의 형태를 바꿔왔습니다. 정보량이 많으면 많을수록 뇌는 튼튼하게 살찌게 되며, 정보량이 적으면 홀쭉해지게 됩니다. 이것이 각 개인의 잘하는 일, 서툰 일로 나타난다고 할 수 있습니다.

'빨리 뛸 수 있지만 몸이 딱딱하다', '점프력은 있지만 철봉은 서투르다' 등, 운동능력과 마찬가지로 뇌에도 잘하는 일과 서툰 일이 있습니다.

뇌도 근육처럼 특화된 효율적인 트레이닝이 가능합니다.

저는 생각대로 뇌를 키우고 형태를 변화시킬 수 있는 사람의 뇌를 '뛰어난 뇌'라고 생각하고 있습니다. 애초부터 뇌가 모두 완성된 사람, 타고난 천재 따위는 존재하지 않습니다.

'원래부터 머리가 나쁘다, 머리를 잘 사용하지 못한다'며 한탄하는 사람이 있을지도 모르지만 뇌는 형태를 바꿔가면서 성장합니다. 다양한 정보를 받아들이고 자신의 능력을 발굴하여 새로운 자신과의 만남을 이어가는 것이 인간의 본질이 아닐까 생각합니다.

어찌 되었든 어떤 정보라도 부여하면 뇌는 성장합니다. 뇌가 많은 경험을 하게 하여, 뇌를 크고 늠름하게 키우는 것이 중요합니다. 자신의 가능성을 믿고 적극적으로 정보를 받아들이면 뇌 성장은 멈추지 않습니다. 이것은 고령자의 MRI 사진을 통해서 확실히 확인할 수 있는 이미 증명된 사실입니다.

고생한 사람은 자신도 모르게
뇌가 훈련된다

뇌 전체를 기능마다 120개로 구분한 것이 '뇌 번
지'입니다. 이것은 제가 주장한 개념으로 간단
하게 말하자면 '생각하기', '이해하기', '보기', '듣기' 등 움
직임에 따라 뇌를 사용하는 부위가 다르다는 이야기입니
다. 예를 들어 오른손과 왼손의 손재주가 다른 것은 각각
뇌 번지가 다르고, 발달 상태도 다르기 때문입니다. 오른
손잡이인 사람은 당연히 오른손의 뇌 번지가 발달하고 있
다는 것입니다.

이 120개의 번지는 크게 8개의 계통으로 분류할 수 있습니다. 상세한 장소나 계통은 95페이지의 〈그림 1〉과 같습니다. 모두 우뇌와 좌뇌 양쪽으로 걸쳐져 있고, 주로 좌뇌는 언어계, 우뇌는 도형이나 영상 등 비언어계에 사용되는 경향이 있습니다. 이 8개의 뇌 번지를 이해하면 뇌에 대해 더 잘 알 수가 있으며 쉽게 훈련할 수 있습니다.

뇌는 뇌 번지마다 성장하므로, 어느 뇌 번지가 잘 성장하고 있는가에 따라 그 사람의 뛰어난 능력이 결정됩니다. 반대로 성장하지 않는 뇌 번지가 그 사람의 서툰 분야가 됩니다. 스포츠 선수라면 운동계 뇌 번지가, 연구자라면 지식에 관한 이해계 뇌 번지가 돌출해서 성장하고 있습니다.

하지만 뇌 성장은 평생 계속됩니다. 예를 들어 스포츠 선수의 경우, 현역일 때는 운동계 뇌 번지가 발달합니다. 하지만 은퇴하고 해설자가 되면 운동량이 적어지고 말할 기회가 많아지므로 운동계 뇌 번지보다 전달계 뇌 번지가 발달하게 됩니다. 이렇게 발달한 뇌 번지와 서툰 뇌 번지는 매일의 생활에 따라 계속 변화합니다.

8개로 분류된 뇌 번지 중에서도 중요한 역할을 하는 것이 '사고계'와 '감정계'입니다. 이 두 가지는 다른 뇌 번지에도 큰 영향을 미칩니다. 감정계 뇌 번지는 100세가 되어도 계속 성장하는 부분으로, 사고계와 밀접한 관계가 있습니다.

예를 들어 감정계는 가스레인지, 사고계는 물을 넣은 주전자와 같은 관계입니다. 가스 불이 켜지거나 꺼지면 물의 온도가 달라지듯, 감정이 북받치면 사고에 큰 영향을 미칩니다. 감정계 뇌가 성장하면 무슨 일에도 동요하지 않는 냉정함, 사람으로서의 여유로움이 길러지고, 사고계 뇌 번지를 자유자재로 통제할 수 있게 됩니다.

또한 감정계 뇌 번지는 인격 형성에도 영향을 끼칩니다. 이 부위를 키우기 위해서는 사실 고생을 하는 것이 가장 좋습니다. 고생을 많이 한 사람은 다양한 종류의 감정을 경험했기 때문에 자기도 모르게 뇌 번지가 강해집니다. 따라서 고생이 나쁜 것만은 아닙니다.

감정계, 사고계를 비롯하여 전달계, 운동계 뇌 번지는 목적이나 의사에 따라 지시를 내리는 전두엽에 위치하고

그림 I   대표적인 8 종류 뇌 번지

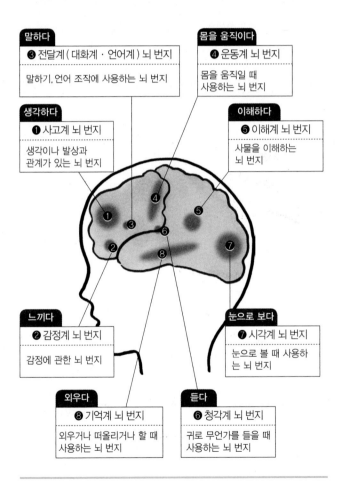

말하다
❸ 전달계(대화계·언어계) 뇌 번지
말하기, 언어 조작에 사용하는 뇌 번지

몸을 움직이다
❹ 운동계 뇌 번지
몸을 움직일 때 사용하는 뇌 번지

생각하다
❶ 사고계 뇌 번지
생각이나 발상과 관계가 있는 뇌 번지

이해하다
❺ 이해계 뇌 번지
사물을 이해하는 뇌 번지

느끼다
❷ 감정계 뇌 번지
감정에 관한 뇌 번지

눈으로 보다
❼ 시각계 뇌 번지
눈으로 볼 때 사용하는 뇌 번지

외우다
❽ 기억계 뇌 번지
외우거나 떠올리거나 할 때 사용하는 뇌 번지

듣다
❻ 청각계 뇌 번지
귀로 무언가를 들을 때 사용하는 뇌 번지

'하고 싶다'고 하는 자발적인 생각이나 행동을 촉진합니다. 한편, 뇌의 비교적 후방에 있는 이해, 시각, 청각, 기억계는 생각이나 행동을 일으키기 위한 정보를 수집하는 뇌 번지이며 수용적인 경향을 보입니다. 뇌를 어떻게 사용하느냐에 따라 능동적인 사람이 될지, 수동적인 사람이 될지가 정해진다고 해도 과언이 아닙니다.

평소 생활에서도 어느 뇌 번지를 사용하고 있는지 의식하는 것이 중요합니다. 확실히 의식할 수 있다면 발달한 뇌 번지를 더욱더 늘리고, 서툰 뇌 번지를 성장시킬 수 있습니다.

뇌에는 자신의 인생이
나타난다

MRI로 갓 태어난 아기의 뇌를 보면 뇌 네트워크
인 '가지 모양'의 발달은 거의 보이지 않으며,
운동계 뇌 번지의 가지만 가늘게 확인할 수 있는 정도입니다.

하지만 어른이 됨에 따라 뇌가 많은 정보를 얻으면서
가지가 크고 굵어지며, 다른 뇌세포와 연결되기 위해 길어
집니다. 다양한 정보를 흡수하고, 경험을 쌓고, 사용된 뇌
번지의 가지가 튼튼해지는 것입니다.

누구도 똑같은 인생을 살지 않으므로 당연히 들어오는

정보의 종류나 경험의 정도도 사람에 따라 제각각입니다. 그래서 뇌 번지의 성장 순서와 성장을 반영하는 가지의 형태도 사람마다 다 다릅니다. 이것이 뇌의 '개성'입니다.

발달한 뇌 번지는 가지가 훌륭하게 성장하지만, 서툰 부분은 잘 사용하지 못했기 때문에 가지가 미숙하게 보입니다. 독서는 잘하지만 운동은 서툴다, 이야기는 서툴지만 상상력이 있다, 스트레스에 약하다, 활력이 넘친다 등, 뇌를 보면 지금의 당신 자신을 알 수 있습니다.

이것은 라쿠고(落語, 일본의 전통 만담) 선생님의 뇌 이야기입니다.

라쿠고가(落語家)는 이야기의 명인이기 때문에 발화(發話)계 뇌 번지가 매우 발달해 있을 것이라 생각했습니다. 그런데 MRI 사진을 보았더니 이야기뿐만 아니라 청각의 뇌 번지가 매우 발달해 있었습니다.

그래서 "선생님, 어째서 청각계 뇌 번지가 이렇게 성장한 걸까요?" 라고 물어보았습니다. 그러자 선생님은, "가토 선생님, 하나 짐작이 가는 것이 있습니다."라고 말씀하셨습니다. "다른 선생님이 하시는 고전 라쿠고 중에 배우고 싶은 것이 있으면 그 선생님에게 부탁하여 일대일로 고전 라쿠고를 통째로 배웁니다."라고 말씀하셨습니다. 고전 라쿠고는 한 마디, 한 구절을 그 사람의 손짓이나 맞장구까지 똑같이 흉내 내 배워야 한다고 합니다.

선생님에게 몇십 분짜리 고전 라쿠고를 배울 기회가 3번 정도밖에 없으므로 열심히 집중하여 이야기를 들어야 했던 것입니다. 이러한 이유로 이 라쿠고가는 청각계 뇌 번지가 발달해 있었습니다.

이렇게 뇌를 보면 그 사람의 개성과 잘하는 일에 관련된 뇌 번지가 성장함을 알 수 있습니다.

하지만 아쉽게도 지금의 일본은 20대 초반까지 개성적인 뇌를 키우기엔 어려운 환경입니다.

왜냐하면 대부분이 학생이라는 신분으로 보호자나 학교 등의 관리하에 있기 때문입니다. 이러한 환경 속에서는 다양한 폐해와 한계가 있기 때문에 뇌가 어느 정도 발달하면서도 미숙한 상태로 남게 됩니다.

하지만 사회에 나간 뒤에는 환경이 변화해 뇌에 들어오는 정보도 학창 시절과 비교가 되지 않을 정도로 극적으로 늘어납니다. 환경과 생활, 직업 등 정보의 종류에 따라 성장이 변화를 겪기 때문에 뇌는 사회에 나간 뒤에 훨씬 개성을 갖게 됩니다. 직장인이 되면 회사에서의 입장이나 행동, 일의 내용도 뇌에 크게 반영됩니다. 어떤 일을 하고 있는지, 어떤 직위를 맡고 있는지 등도 뇌의 형태를 보면 알 수 있습니다.

뇌의 가지 모양은 하루아침에 만들어지지 않습니다. 성장하지 못한 부분을 집중적으로 꾸준히 경험시키고 키우는 것이 중요합니다. 직장인이 된 후에는 뇌를 키운다는 일이 곧 개성을 연마하는 일이 됩니다.

부모님에게 물려받은 유전자와 관계없이 뇌에는 자기 자신의 인생이 반영되는 것입니다.

익숙해지면 뇌는
산소를 사용하지 않게 된다

주부가 가사를 하거나, 매일 비슷한 일을 하는 등 익숙한 일이나 과제에 대해서는 사용하는 뇌 번지가 명확하므로 산소를 사용하지 않고 편하게 뇌를 사용할 수 있습니다.

이것은 뇌의 산소 소비량을 측정할 수 있는 COE 검사를 통해서도 알 수 있습니다. 예를 들어 처음 배우는 영어 단어를 5개 외우기로 합시다. 그러면 이해계 뇌 번지와 그 주위에서 산소를 많이 사용하는 것을 알 수 있습니다. 하지만 몇 번씩이나 읽고 쓰면서 암기를 하면 이해계 뇌 번지의 극히 일부분에서만 산소 소비가 일어나 산소를 많이 사용하지 않게 됩니다. 즉, 몇 번씩 연습하고 외우면 뇌 번지가 익숙해져서 효율적으로 처리하기 때문에 뇌가 피곤해지지 않게 됩니다.

이 '뇌에 익숙한 일'의 종류가 늘어나면 뇌의 움직임을 높게 유지할 수 있습니다. 예를 들어 독서가 익숙해지면 시각계 뇌 번지에서 글자를 인식하고, 이해계 뇌 번지에서 깊이 이해를 할 수 있으며, 수공예나 가구 DIY 같은 것을 잘하게 되면 수선이나 만들기에 관련된 운동계 뇌 번지가 계속적으로 성장하여 익숙해지게 됩니다. 이렇게 뇌에 익숙한 일을 많이 가지고 있는 것은 뇌에는 아주 중요합니다.

정년 후에는 직장에서 매일 사용하던 뇌 번지를 전혀 사용하지 않게 되는 경우도 있으므로 정년 전부터 뇌에 익숙한 일의 종류를 늘리고 유지, 발전시키는 긍정적인 자세가 중요합니다. 새로운 취미 만들기, 평소와 다른 습관들이기 등을 궁리해서 새롭게 뇌에 익숙한 일들의 네트워크를 만들어 보십시오.

하지만 뇌에 익숙한 일에는 마이너스 요소도 있습니다.

뇌를 그다지 쓰지 않아도 작업할 수 있으므로 뇌 성장을 방해하고 기억력을 저하시킬 가능성이 있습니다.

매일 루틴하게 정해진 일상 업무를 계속하거나 트러블이 적은 업무를 매일 담담하게 처리하는 일은 오래 할수록 기억을 사용할 필요가 없어져, 기억한 내용을 쉽게 잊어버리게 되므로 주의가 필요합니다.

이러한 일을 하시는 분은 무작위로 나열한 숫자를 10개 정도 외우고 텔레비전이나 잡지를 보고 3분 후에 외운 숫자를 종이에 적는 식의 기억 트레이닝을 정기적으로 하면 좋습니다.

자신이 잘하는 것을
깊이 연구하면
뇌는 점점 성장한다

뇌의 신경세포는 다른 세포와 마찬가지로 해마다 줄어들며, 안타깝게도 나이를 먹을 때마다 노화가 진행됩니다. 단, 이 신경세포는 여러 뇌 번지를 네트워크로 연결하고 있으며, 이 네트워크는 해마다 성장한다고 알려져 있습니다.

노화로 세포가 줄어도 뇌 번지의 연계를 강화할 수 있으면 뇌 전체를 강화할 수 있습니다. 뇌 번지끼리의 연결은 뇌의 움직임 측면에서 중요한 의미가 있다고 할 수 있습니다.

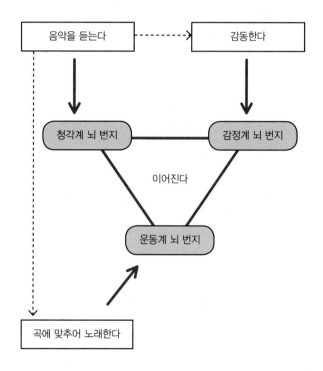

음악을 듣는다 → 감동한다

청각계 뇌 번지 ── 감정계 뇌 번지

이어진다

운동계 뇌 번지

곡에 맞추어 노래한다

**뇌 번지끼리 연결하면
뇌 전체를 강화할 수 있다**

하지만 잘 사용되지 않아 아직 개발되지 않는 뇌 번지는 주위의 뇌 번지와 잘 연계할 수 없습니다. 그러므로 우선, '누구에게도 지지 않는 강한 뇌 번지를 하나 만드는 것'이 중요합니다.

식물의 가지를 보면 가장 강한 가지가 제일 먼저 성장합니다. 햇빛을 잘 받기 때문에 광합성을 충분히 하며, 영양을 듬뿍 받아들이는 부분이 쑥쑥 자랍니다. 뇌도 마찬가지로 크게 자란 가지 모양이 자신의 뇌 안에서 가장 강한 부분이 됩니다. 그 부분을 강화하면 영양면에서도 여유가 생겨 주변의 가지가 같이 자라게 되는 것입니다.

신기하게도 뇌는 한 번 사용한 뇌 번지를 또 사용하고 싶어 하는 경향이 있습니다. 이러한 뇌의 습성을 살려서 자신이 잘하는 일을 연마하면 자연스럽게 주위의 뇌 번지도 성장합니다. 좋아하는 일, 잘하는 일은 뇌 번지가 작용하기 쉽게 자라기 때문에 먼저 그 일을 파악하고 깊이 연구하는 편이 좋습니다.

뇌 번지는 다른 뇌 번지와 연결되려는 경향이 있으므로

그 부분을 잘 사용하는 것도 성장의 열쇠라고 할 수 있습니다. 예를 들어 음악을 듣고 감정이 북받치면 청각계와 감정계의 뇌 번지가 이어지고, 곡에 맞춰서 노래하면 운동계 뇌 번지와도 이어지게 됩니다.

이렇게 뇌의 움직임은 뇌 번지끼리의 연계로 성립하고 있습니다. 첫 번째로 자라고 있는 부분을 중심으로 늘려간다, 연계해서 키운다 등 뇌의 특성을 잘 응용하면 뇌의 밝은 미래가 보일 것입니다.

고민이나 콤플렉스도
뇌에서 해결할 수 있다

고민이나 콤플렉스는 누구나 갖고 있습니다. 다른 사람이 보면 사소한 일일지라도 본인에게는 매우 큰 문제인 경우가 있습니다. 이 문제를 해결하는 최고의 방법은 자신의 뇌를 아는 것입니다. 그리고 뇌 안의 MRI 사진을 보면 더욱 구체적인 해결 방법을 알 수 있습니다.

예를 들어 '자신의 능력이 떨어진다'라는 콤플렉스를 갖고 있다고 가정해봅니다.

'학교 성적이 좋지 않았기 때문에', '유전자 때문에'라며 그 답을 찾아 뇌 안에서 고민이 빙빙 돌게 됩니다. 이것이 인간의 습성이라고 말할 수 있으나, 문제가 해결되지 않기에 뇌가 피곤해지고, 그 피곤이 또 다른 고민을 만들어내고 맙니다.

고민을 뜻하는 한자 '惱'와 머리의 뇌 '腦'자는 한자의 방(오른쪽 부수)이 같습니다. 변(왼쪽 부수)을 '心'에서 '月'로 바꾸는 것뿐입니다.

즉, 뇌 속을 들여다보면 고민은 해결할 수 있습니다.

뇌에는 그 사람의 현재의 모든 능력이 반영되어 있습니다. 그 사진을 보면 누구든 '있어야 할 것이 모두 갖춰져 있으니 일단은 평범한 뇌구나'라며 안심합니다. 그리고 성장한 부분과 성장하지 못한 부분이 있다는 것을 설명하면 누구나 이해합니다. 뇌가 성장하지 못한 부분이 자신의 결점이고 고민의 근본이었다는 것을 알 수 있기 때문입니다.

그러면 지금까지 자신이 가지고 있었던 콤플렉스에 대한 해결 방법도 알게 됩니다. 성장하지 못한 부분을 키우고, 성장한 부분은 더 키우면 된다고 깨닫게 됩니다.

그 순간, 고민이나 콤플렉스에 대해 '이렇게 하면 되겠구나'라는 명확한 답이 보입니다.

요컨대 뇌가 길을 제시해주는 것입니다.

자신이 걸어온 인생의 프로세스 자체가 고민과 콤플렉스를 만들어낸다는 것을 이해하셨나요? 자신의 뇌를 알면 고민하지 않아도 되는 일로 고민하지 않게 됩니다. 뇌를 보고 자신의 고민을 다시 생각해보는 것으로 지금까지와는 다른 세계와 자신의 모습을 발견할 수 있지 않을까요?

뇌를 알고 자신을 이해하는 것이야말로 인류가 현명하게 살아가는 큰 비결이 아닐까 생각합니다.

나이가 들어도
손발에 자극을 주는 사람은
생기가 있다

"**응**애~", 하고 태어났을 때 가장 성장해 있는 부분은 손과 발, 입의 뇌 번지입니다.

그래서 아기는 젖을 먹고, 손발을 움직일 수 있습니다.

처음 성장하는 것은 손 부분입니다. 좌우를 따로따로 사용할 수 있는 손은 손끝도 독립한 뇌 번지를 갖고 있습니다. 그래서 열심히 훈련하면 형태뿐만 아니라 '자신다운 손'으로 키울 수 있습니다.

아기 때부터 활발하게 움직이는 손, 발, 입의 뇌 번지는 성장의 기간이 긴 만큼 나이를 먹을수록 성숙합니다. 물론 어릴 때 크게 성장하긴 하지만, 힘이 필요한 일을 계속하면 더 강해지며, 체간(몸의 정중앙선)을 사용하는 사람이라면 원래는 가느다란 다리 번지도 굵고 힘 있게 성장합니다.

사용하는 사람과 사용하지 않는 사람의 번지는 크기가 확연히 달라집니다.

50대 정도까지는 계속 성장하지만, 그 이후에는 사용하지 않으면 약해집니다.

나이가 들어서 피곤하다며 앉아만 있으면 역효과이고, 뇌에도 좋은 영향을 주지 않습니다.

나이가 들어도 손발에 자극을 주는 사람은 아주 생기가 있습니다. 구체적으로 무엇을 하면 좋을지 모르는 사람에게는 땀이 날 때까지 움직이기를 권합니다. 밭이나 논에서 일을 하든 바다나 산에서 산책을 하든 동네를 산책하든 아무튼 몸을 움직이는 것이 중요합니다. 그러면 물을 마시게 되고, 살아 있다는 것을 실감할 수 있습니다. 이러한 생명의 순환도 뇌를 계속 성장시키기 위해 중요한 일이라고 할 수 있습니다.

또한 손, 발, 입의 성장은 그 사람의 행동 범위에 크게 영향을 미칩니다. 이러한 부위들이 성장하면 행동범위가 넓어지고, 성장하지 않으면 행동 범위가 좁아집니다. 뇌를 성장시키는 '정보량'도 행동 범위에 따라 크게 변하므로 이 것만은 약해지지 않도록 노력할 필요가 있습니다.

나이가 몇 살이든 여행을 즐기거나 적극적으로 마을 행사에 참여하는 등 방법은 여러 가지가 있습니다. 손과 발, 입에 자극을 계속 주면 쉽게 치매에 걸리지 않습니다.

뇌 성장에는
나이마다
알맞은 때가 있다

나이나 성장 시기에 따라 보다 활발하게 성장하는 뇌의 부위가 변화합니다. 그 이유는 뇌가 발달하는 순서가 거의 정해져 있어 각각 성장하는 시기가 있기 때문입니다.

성장하는 때를 맞이한 뇌 번지는 본인이 의식하지 않더라도 사고나 행동에 왕성하게 관여해 움직입니다. 하지만 나이에 따라 또는 의도적인 트레이닝으로 성장하는 시기는 부위를 이동해 갑니다.

한 번에 뇌 전체에 성장기가 찾아오는 것은 아닙니다.

운동에 관여하는 부분은 생후에 바로 성장기를 맞이합니다. 뒤집기, 기어 다니기, 일어서기, 걷기 등 몸의 움직임을 뇌가 학습하고 기억하게 됩니다. 다음으로 물건의 위치나 형태를 인식하는 시각계, 소리를 듣는 청각계로 이행해갑니다. 단순하게 보거나 듣거나 만지는 일과 관련된 뇌번지는 생후 1년 이내에 크게 성장합니다.

눈으로 들어온 시각계 뇌 번지의 정보를 토대로 깊이나 움직임 등을 자세히 판단하는 능력의 성장은 10세 전후까지 지속됩니다. 보는 능력의 성장 시기는 빨리 찾아오고 기간도 짧지만 본 것을 자세히 분석하고 이해하는 능력은 길게 지속됩니다. 그냥 보거나 듣기만 하는 것이 아니라 그것을 토대로 이해하고, 생각하고, 행동하는 능력이 숙달되는 시기는 30~40대입니다.

그리고 뇌의 사령탑 같은 역할을 하는 초전두야(P. 118 참조)의 성장 시기는 50대 이후라고 생각됩니다. 경험에서 도출된 뛰어난 판단력은 초전두야(超前頭野)의 성장이 인생 후반에 있기 때문이라고 생각할 수 있습니다.

이렇게 나이가 들고 나서 알맞은 때를 맞이하는 뇌 번지가 많이 있습니다. 성장 시기가 이른 뇌 번지는 나이를 먹을수록 숙성하는 경향이 있지만 반대로 시기가 늦은 번지는 노화도 늦으며, 오랫동안 성장할 수 있습니다.

고령이 될수록 성장하는
뇌 번지가 있다

동물에게는 존재하지 않는 '세 가지 초뇌야(超腦野)'는 MRI 사진으로 관측했을 때 모두 30대 이후에도 잘 성장하는 부위입니다. 유아기나 청년기는 뇌의 기초를 키우고, 사회에 나간 뒤부터는 그 기초를 성장시키면서 세 가지 초뇌야에서 응용력과 인간력을 기른다는 느낌으로 파악하면 알기 쉬울 것입니다.

세 가지의 초뇌야란 초측두야(超側頭野), 초두정야(超頭頂野), 초전두야(超前頭野)를 말합니다(그림 2 참조). 각각 뇌

그림 2   인간만이 가진 세 가지 초뇌야의 역할과 성장의 시기

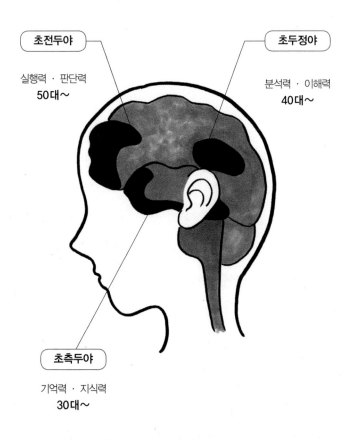

초전두야

실행력 · 판단력
50대~

초두정야

분석력 · 이해력
40대~

초측두야

기억력 · 지식력
30대~

속에 있는 부위가 다르고, 지식의 보고, 종합적인 정보처리 공장, 인간답게 살기 위한 판단 같은 역할을 갖고 있습니다.

기억이나 학력과 관계가 높은 초측두야의 성장 시기는 30대에 찾아옵니다. 오감으로 얻은 정보를 분석, 이해하는 작용을 하는 초두정야는 40대가 제철입니다. 그리고 실행력이나 판단력을 담당하는 초전두야는 50대가 넘은 뒤에 성장합니다. 초전두야는 뇌 중에서 가장 천천히 발달하고 '여러 사람의 의견을 차분하게 듣고 적절한 판단을 내리는' 장로와 같은 인간다움을 표현할 수 있는 부분. 이 부분을 훈련함으로써 인격도 갈고 닦을 수 있습니다.

이 초전두야는 100세가 넘는 고령자도 위축되지 않는 가능성이 숨겨진 부분입니다. 이 부위를 어떻게 발달시키느냐가 100세까지 뇌를 성장시키는 포인트가 된다고 할 수 있습니다.

모든 초뇌야가 인간만이 갖는 새로운 지혜를 만들어내는 창조력의 보고입니다. 젊을 때는 성장시킬 수가 없지만 나이를 먹을수록 성숙시킬 수 있는 부분입니다. 나이를 먹으면 이해력, 판단력을 높이는 생활을 하도록 합시다.

자신의 뇌는
'세상에 단 하나뿐인 꽃'

MRI 장치를 사용하여 태아부터 100세 이상의 고령자까지 1만 명 이상의 뇌를 직접 분석해 온 결과, 쌍둥이도, 뇌가 미숙한 유아도, 모두 뇌의 형태가 달랐습니다. 단 한 명도 뇌의 형태가 같은 사람은 없었습니다. 뇌는 '세상에 단 하나뿐인 꽃'이며, 당신의 뇌도 단 하나뿐인 형태를 갖고 있습니다.

왜 사람마다 뇌의 형태가 다른 것일까요? 이에 관한 뇌 연구는 지금까지 거의 없었습니다. 한 사람 한 사람의 능력에는 차이가 있고, 뇌의 작용도 다르므로 당연히 형태가 다르다는 것이 그 이유였습니다. 하지만 저는 이 이유에 의문을 갖고 독자적으로 연구를 시작했습니다. 그 결과, 정보나 환경의 차이에 따라 뇌 번지의 성장이 다르기 때문이라는 결론에 도달했습니다.

꽃은 꽃을 피우기까지의 성장 과정에서 다양한 경험을 하고, 그 경험이 단 한 송이도 같은 형태가 없는 꽃을 피웁니다. 당연히 씨앗인 상태에서는 개성이 보이지 않습니다. 꽃을 피우는 노력으로 꽃은 개성을 만들어 갑니다. 물론 날씨나 자란 환경에도 영향을 받을 것입니다.

이러한 내용은 뇌도 마찬가지입니다. 씨앗은 말하자면 DNA입니다. 그리고 뇌도 사회나 환경의 영향을 받아 경험을 통해 개성이 형성됩니다. 그래서 유일무이한 뇌로 키울 수 있습니다.

저는 자신의 뇌가 '세상에 단 하나뿐인 꽃'이라는 사실을 깨달아야 한다고 평소에 사람들에게 알리고 있습니다. 자신의 뇌가 세상에 단 하나뿐이기에 자신의 뇌를 소중히 여길 수 있으며, 성장시킬 수 있습니다. 오직 하나인 잘 키운 뇌야말로 우리 영혼의 존엄이고 가치입니다.

우리가 자연을 보고 감동하는 이유는 '자연과 비슷한 꽃이나 나무를 자신의 뇌 속에서 키우고 있기 때문이 아닐까'라고 저는 생각합니다. 한 사람 한 사람 다른 꽃을 피우고, 다른 경험을 합니다. 이러한 자각은 살아가는 데에 매우 중요합니다. 이것을 이해하는 것도 노화 방지에 도움이 될 것입니다.

100세까지
성장하는
뇌 훈련 방법

고민별 트레이닝 방법
(실천편)

건망증이 심해졌다,
사람의 이름이 생각나지 않는다

흔히 치매라고 착각하는 사람들도 있지만 대부분
의 경우 이것만으로는 치매라고 볼 수 없습니
다. 이러한 현상의 원인 중 하나로 너무 바쁜 생활로 인한
기억력의 저하를 들 수 있습니다. 너무 바빠서 한 가지 일
에만 집중하고 있으면 다른 일을 기억하는 뇌 번지의 작용
이 소홀해집니다. 뇌 속에서도 가장 중요한 생명줄 루트를
사용하기 쉬우며, 당면한 문제 이외의 일은 자연스럽게 배
제하게 됩니다.

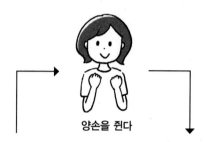

양손을 쥔다

오른손 : 새끼손가락을 세운다
왼 손 : 엄지손가락을 세운다

오른손 : 엄지손가락을 세운다
왼 손 : 새끼손가락을 세운다

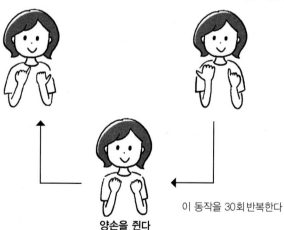

이 동작을 30회 반복한다

양손을 쥔다

※양손 손가락을 한쪽씩 보면서 할 수 있게 되면, 이번에는 양손을 동시에
보면서 도전해보세요. 운동계와 함께 시각계 기억이 자극을 받습니다.

그리고 생활리듬이 깨졌을 때 건망증이 심해집니다. 집중력이 끊기고, 기억을 지배하는 해마가 잠들어버려 새로운 것을 기억할 때 깜박하는 일이 많아집니다. 해마가 가동하지 않아 다른 뇌 번지와 연동하기 어려워지는 것도 그 요인 중 하나라고 할 수 있습니다.

이렇게 뇌 기능이나 연동성이 깨졌을 때 효과가 있는 것이 '손끝 트레이닝' 입니다. 손끝을 움직임으로써 운동계 뇌 번지를 활성화할 수 있을 뿐만 아니라 좌우 다르게 움직임으로써 해마도 훈련할 수 있습니다.

말이 바로
안 나온다

말이 안 나오게 되면 '말하는 트레이닝'을 해야 할 것 같지만 사실은 '듣는 트레이닝'이 효과가 있습니다. 왜냐하면 막힘없이 말하고 있는 사람의 이야기를 들으면 그것이 뇌에 반영되어 자신도 막힘없이 말할 수 있게 되기 때문입니다.

듣는다고 하는 것은 이해력을 높이는 것으로 이어집니다. 말이 바로 막혀버린다는 사람은 먼저 이해력을 높이는 것이 중요합니다.

저도 강연 등을 하면서 회화 선생님에게 가르침을 받은 적이 있습니다. 말하는 방법을 배우러 갔기 때문에 말하는 법의 결점을 철저하게 교정받을 줄 알았지만 90%는 선생님이 말씀하시고, 저는 그저 이야기를 듣기만 했습니다.

그러나 그 후에 강연을 했더니 "선생님께서 회화를 배우신 후부터 말이 막히거나 고쳐 말하는 일이 없어졌네요." 라는 말을 관계자에게서 들었습니다.

게다가 문장을 쓸 때도 오탈자가 적어졌습니다. 회화 선생님은 막힘없이 말씀하시기 때문에 정확하게 듣게 됩니다. 그것이 머리에 남아있기 때문에 시원시원한 말을 따라 할 수 있는 것입니다. 확실히 들으면 올바르게 이야기할 수 있다는 것을 저는 이때 알게 되었습니다.

그러므로 주변에 말을 잘하는 사람의 이야기를 듣기만 해도 해결의 힌트가 되지 않을까 생각합니다.

또한, 감사와 반성도 이해력 상승에 도움이 됩니다. 이해력의 뇌 번지는 앞쪽에서든 뒤쪽에서든 가장 안쪽에 있으며, 구조적으로 혈류가 약해지기 쉬운 정수리 부분에 위치합니다. 이 부위는 공간인지와 중요한 기억, 그리고 이해력의 중추가 되는 부위입니다. 타인에게 감사하거나 반성할 때는 이 부위를 사용하기 때문에 이해력이 높아집니다.

그 외에 청소를 통해서도 이 중추 부위를 사용할 수 있습니다. 어디에 무엇이 있다는 식으로 공간을 인지하며 작업을 하기 때문입니다. 그러므로 청소를 트레이닝의 하나로 도입하는 것도 효과적입니다.

다른 사람에게 들은 이야기가
기억에 남지 않는다

이 러한 경우는 '이마에 집중하는 운동'을 하면 좋을 것 같습니다.

바른 자세를 취하면 반드시 초전두야 부분에 의식이 집중됩니다. 초전두야가 움직이면 명령계통이 명확해지고 기억력이 상승합니다. 한 번 자세를 풀고, 다시 바른 자세를 취하면 초전두야를 자극하는 운동이 됩니다. 이것으로 기억력을 키우고 기억을 더 비축할 수 있습니다.

자세를 바르게 하고 힘을 넣을 때는 반드시 이마(초전

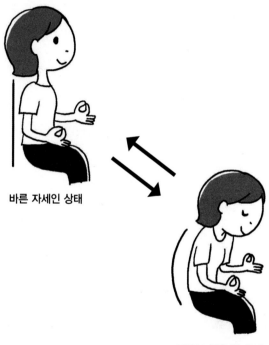

바른 자세인 상태

몸에서 힘을 뺀 상태

- 엄지와 검지로 원을 만들고 힘을 줍니다.
- 천천히 30초씩 번갈아 다섯 번 실시합니다.
※ 몸에서 힘을 뺀 상태보다도 바른 자세일 때
  엄지와 검지에 힘을 더 강하게 줄 수 있습니다.

두야) 부분에 의식을 집중합시다. 이렇게 하면 보다 더 각성할 수 있습니다. 뇌가 가볍게 자극받고 있다는 것을 실감할 수 있으니 시도해보십시오.

뇌는 활성화나 자극으로 움직이기 시작한다고 생각되지만 느슨하게 릴렉스하는 능력도 매우 중요합니다. 릴렉스를 하면 뇌에 충분히 산소를 비축하고 여유를 가진 상태에서 상대방의 이야기를 들을 수 있습니다.

다른 사람의 이야기를
이해할 수 없다

나이가 들면 긴 대화가 뇌에 남지 않는 경우가 많이 있습니다.

이것은 다른 사람의 이야기를 이해할 수 없는 것이 아니라 소리가 뇌에 남지 않기 때문입니다. 그래서 좋은 이야기나 중요한 약속 등은 반드시 종이에 써서 남기는 게 좋습니다.

그리고 몸에 긴장이 과도하면 초조해지므로 느긋하게 상대방의 말과 행동을 기다릴 수 없게 됩니다.

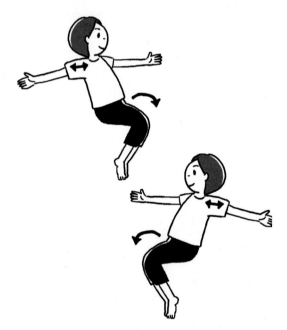

- 위를 향해 누워서 양쪽 무릎을 세웁니다.
- 손바닥이 위를 향하게 하고 양팔을 옆으로 벌립니다.
- 양 무릎을 왼쪽으로 눕힙니다 .
※ 이때, 오른쪽 어깨뼈가 바닥에서 떨어지지 않도록 어깨뼈를 움직입니다.
- 이어서 양 무릎을 오른쪽으로 눕히고, 왼쪽 어깨뼈가 바닥에서 떨어지지 않도록 어깨뼈를 움직입니다.
- 5회씩 반복합니다.

이때, 몸의 긴장을 푸는 트레이닝이 효과가 있습니다.

몸이 쓸데없는 긴장으로 필요 없는 산소를 소비하면 뇌의 운동계 뇌 번지도 산소를 과잉 소비하여 이해계 뇌 번지가 여유 있게 산소를 사용할 수 없게 됩니다.

굳은 몸이나 **뻣뻣함**은 매일의 습관이 나타난 것이라고 할 수 있습니다. '몸 전체를 사용한 스트레칭 운동'은 몸의 긴장을 풀고 굳어진 근육을 풀면서 느긋하게 기다릴 수 있는 뇌와 몸을 만드는 아주 좋은 트레이닝입니다.

무슨 일이든
의욕이 생기지 않는다,
무엇을 해야 할지 모르겠다

이 경우는 무언가를 위해 행동하고, 그 결과를 확인하는 방법을 통해 문제를 해결할 수 있다고 생각합니다.

먼저 평소에 하는 행동을 다른 방법으로 해보면 좋을 것 같습니다.

'걸레질 운동'을 자신이 주로 쓰는 손이 아닌 다른 손으로 해보십시오.

몸을 움직이고 더욱더 깨끗해지면 성과를 실감할 수가

걸레질 운동

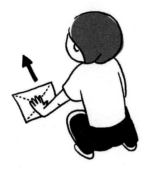

팔꿈치를 펴고 손을
멀리 밉니다.

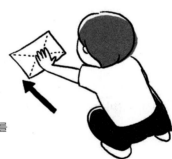

또는 위쪽을 향해 팔꿈치를
폅니다.

※주로 사용하는 손의 반대쪽 손으로 합니다.

있을 것입니다. 손, 발, 허리, 복근 등 몸 전체를 움직이고, 효율적으로 깨끗하게 청소하는 등 모든 뇌 번지를 사용합니다.

주로 사용하는 손과 반대쪽 손으로 하는 이유는 불편함으로 인해 뇌의 산소 소비가 증가하고, 뇌가 액셀을 밟는 것처럼 움직이기 시작하기 때문입니다. 전혀 할 수 없는 일이 아니라 하면 할 수 있는 일, 엉뚱한 일에 도전하면 뇌에 충분한 혈액을 흐르게 하고, 뇌가 확실히 산소를 소비하게 할 수가 있습니다.

그리고 평소 아무 생각 없이 버리는 쓰레기를 의식해서 버려보십시오.

쓰레기나 신문을 동그랗게 구겨서 쓰레기통을 향해 던지면 전두엽이 자극을 받습니다. 넣으려는 생각을 통해 몸을 움직이면서 의욕이 생겨나 긍정적인 마음이 생길 수 있습니다. 또한 던져서 들어가지 않으면 그 원인을 생각해보는 일이 중요합니다. 생각하면 뇌를 움직일 수 있고, '다음에는 꼭 넣고 말 테야'라고 생각해 의욕이 더 상승합니다.

'동그랗게 구겨서 버릴 때'도 뒤돌아서 던지거나 주로 사용하는 손이 아닌 반대쪽 손으로 던지면 비슷한 효과를 얻을 수 있습니다.

그 외에 다트, 당구, 카드게임 등 좁은 공간에서 할 수 있는 운동이나 게임을 해도 좋습니다. 승패가 달리면 의욕이 생기고, 작전을 세우는 것도 뇌에 좋은 영향을 미칩니다.

또한, 복권이나 로또 등을 구입한 후 당첨까지 시간이 필요한, 기대감이 지속되는 일도 추천합니다.

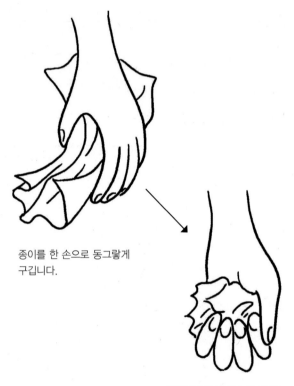

종이를 한 손으로 동그랗게
구깁니다.

마지막으로 종이가 동그랗고
딱딱해지도록 꽉 쥡니다.

※종이를 버릴 때마다 하면 좋습니다.

새로운 화제에
따라갈 수 없다

이 고민에는 크게 2가지 원인이 있다고 생각합니다.

하나는 기억하는 힘이 쇠약해진 것, 또 하나는 나이를 먹어 새로운 것을 긍정하는 생각이 부족해진 것. '기억할 수 없다', '긍정할 수 없다'는 두 가지의 마이너스 요소가 있으므로 새로운 화제를 받아들일 수 없는 것이라고 생각합니다.

나이가 들면 이해는 할 수 있어도 따라가지 못하는 현상이 자주 일어납니다. 예를 들어 텔레비전을 보고 내용은 이해하지만 화제는 따라가지 못하는 것은 자주 있는 일입니다. 이러한 경우에는 어떤 일이든 호기심을 갖고 접하는 것이 중요합니다. 관심이 있으면 알고 싶어 할 것이고, 알고 싶어 하면 새로운 것을 흡수할 수 있게 됩니다.

그래서 제안하고 싶은 것이 '모르는 말을 찾아보는 습관'입니다. 텔레비전을 보거나 잡지를 읽다 보면 가끔 모르는 말이 나옵니다. 각 장르의 전문용어나 최근 자주 사용되는 외래어 등 그 종류는 다양합니다. 이해할 수 없는 말이 나오면 그대로 넘어가지 말고 찾아보는 습관을 가져봅시다.

하나씩 찾아보는 것이 귀찮다면 모르는 말이 나올 때마다 종이에 적어두고 일주일에 한 번씩 한꺼번에 찾아보는 것도 좋습니다. 인터넷을 검색하든 사전을 찾든 어떤 방법이라도 상관없습니다. 1주일에 5~10개를 기준으로 삼아 새로운 단어를 외우면 기억계 뇌 번지와 호기심을 동시에 자극할 수 있습니다.

정년을 맞이하면 공부할 기회가 점점 줄어듭니다. 스스로 뇌를 움직이는 습관을 갖고 여러 뇌 번지를 활동하게 하

는 것이 앞으로의 과제입니다. 이런 의미에서도 모르는 말

을 찾아보는 것은 좋은 습관이 될 것입니다. 평소에 끊임없

이 공부하는 일은 뇌에 중요한 일입니다.

새로운 아이디어가
떠오르지 않는다

같은 일을 반복하는 틀에 박힌 일상 속에서는 뇌가 활성화되지 않기 때문에 새로운 아이디어가 떠오르지 않습니다. 새로운 아이디어를 만들어내기 위해서는 적어도 변화가 필요합니다. 스스로 일상생활에 변화를 주기만 해도 아이디어의 힌트를 얻을 수 있습니다. 산책 코스를 바꿔보거나 리모컨 조작을 오른손에서 왼손으로 바꿔보는 등 작은 변화라도 뇌는 신선하게 느낍니다.

아이디어가 떠오르지 않는 원인 중 하나로 상상력이 빈

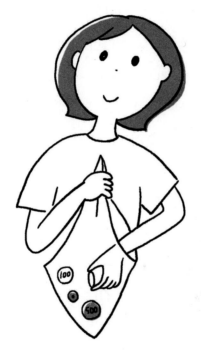

- 봉지에 동전을 넣습니다.
- 봉지에 손을 넣고 손끝의 감각만으로 봉지에 들어 있는 동전의
  금액을 맞춥니다.

약해진 점을 들 수 있습니다. 상상력은 평소 사용하지 않는 뇌 번지 사이를 일시적으로 강하게 연결하면 만들어낼 수 있습니다. 그래서 '얼마일까요? 트레이닝'이 효과가 있습니다.

평소에는 동전을 눈으로 보고 '100원 몇 개', '10원 몇 개' 하는 식으로 셉니다. 이때는 시각계와 운동계 뇌 번지가 연동해서 작용합니다. 그러나 봉지 속의 동전을 볼 수 없는 경우에는 손으로 동전을 만져보고 원래 알고 있는 동전의 종류를 기억계 뇌 번지를 사용해서 떠올려, 실제 동전과 기억 속 동전을 일치시키는 작업이 필요합니다.

즉, 정확한 답을 끌어내기 위해서는 저절로 손의 촉각과 운동계를 사용하면서 기억계와 연동합니다. 그리고 머릿속에서 동전을 합산하는 암산을 하게 됩니다. 이러한 것들이 상상력을 만들어내는 계기를 만듭니다.

집중력이
없어졌다

뇌 속에서 이것저것을 동시에 생각하면 서서히 하나에 집중할 수 없게 됩니다. 집중할 수 있을 때는 뇌 속에서 움직여야 할 뇌 번지가 각각의 역할을 알고 있어, 지휘자가 오케스트라를 잘 지휘하는 것과 같은 상태입니다. 하지만, 조금 어려운 문제에 부딪혀서 궁리하게 되면 어느 뇌 번지를 사용해야 할지 알 수 없게 되어 뇌 속이 우왕좌왕하게 됩니다. 이것이 집중력이 떨어지는 원인입니다.

먼저 쓸데없는 일은 머릿속에서 제거합시다. 저 같은

경우는 맨 처음 의문이 든 문제로 돌아가서 순서대로 어디까지 알고 있는지, 어디부터 문제와 의문점이 일어나고 있는지를 반복해서 스스로 확인합니다. 그러기 위해 머릿속에 있는 내용을 종이에 적어보고, 순서를 매겨서 우선순위가 높은 것부터 집중해서 생각합니다.

먼저 지금 할 일을 하나만 정하면 누구든지 집중할 수 있습니다.

그리고 집중할 수밖에 없는 운동을 합니다. '체중 이동 운동'은 몸의 중심이 천천히 이동하기 때문에 의식을 계속 중심 이동에 두어야 하므로 태극권처럼 집중력을 높일 수 있습니다. 이 때, 체중이나 근육의 움직임을 잘 느끼는 것이 포인트입니다. 밸런스가 무너지지 않도록 집중해서 해보십시오.

체중 이동 운동

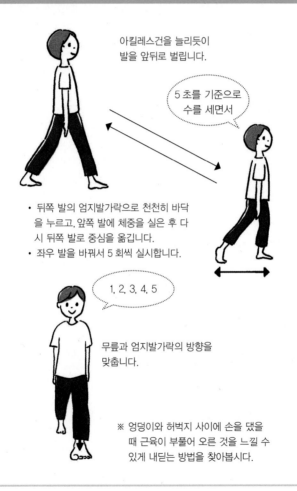

아킬레스건을 늘리듯이
발을 앞뒤로 벌립니다.

5 초를 기준으로
수를 세면서

- 뒤쪽 발의 엄지발가락으로 천천히 바닥
을 누르고, 앞쪽 발에 체중을 실은 후 다
시 뒤쪽 발로 중심을 옮깁니다.
- 좌우 발을 바꿔서 5 회씩 실시합니다.

1, 2, 3, 4, 5

무릎과 엄지발가락의 방향을
맞춥니다.

※ 엉덩이와 허벅지 사이에 손을 댔을
때 근육이 부풀어 오른 것을 느낄 수
있게 내딛는 방법을 찾아봅시다.

목표를
찾을 수 없다

이 경우에는 머릿속으로 자신이 찾고 싶은 것을 떠올려 보십시오.

'끈 걷기 운동'은 '보기 위한 눈'이 아니라 '예상하는 눈'의 능력을 길러줍니다. 머릿속으로 이미지화하는 것입니다.

실제로 보지 않고 이미지만으로 움직이고 있어도 뇌 속의 시각계 뇌 번지가 작용합니다. 공간을 인식하는 번지가 있는데, 그 번지와 몸이 잘 연동되지 않으면 뒷걸음으로 끈 위를 걸을 수 없습니다. 실제로 걸어보면 자신의 이미지가

끈 걷기 운동

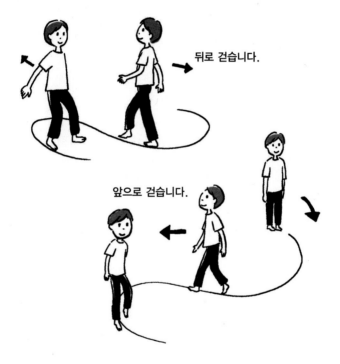

뒤로 걷습니다.

앞으로 걷습니다.

- 2~3m 길이의 끈을 S 자 모양으로 놓고, 그 위에 서서 천천히 끈을 따라 뒤쪽으로 걷고, 다시 앞을 향해 끈을 따라 돌아갑니다.
- ※ 끈은 직선, S 자, 8 자 등으로 놓습니다.
- 원활하게 할 수 있게 되면 탁구 라켓에 공을 올리고 그것을 들고 하면 보다 효과가 있습니다.

정확하게 몸으로 전해지고 있는지에 대한 훈련이 됩니다. 그리고 이 운동을 통해 시각계 뇌 번지와 운동계 뇌 번지의 연결이 좋아집니다.

또한 '보기 위한 눈'을 강화하려면 스포츠나 자동차 운전을 권합니다. 전철의 창문을 통해 간판의 글자를 읽거나 택시를 탔을 때 마주 오는 자동차들의 번호판 숫자를 더해 보면 움직이는 상태에서 물체를 구분해 내는 동태 시력을 훈련시킬 수 있습니다. 공 운동이나 공기놀이 등도 효과적입니다. 백화점에서의 쇼핑도 비주얼 트레이닝이 됩니다.

❷ 몸과 마음을 훈련하는 뇌 트레이닝

쉽게 피곤을
느끼게 되었다

몸 이나 마음의 상태가 안 좋은 것은 사실 뇌의 움직임이 원인인 경우가 있습니다. 뇌를 과도하게 사용하거나 같은 뇌 번지만을 사용하면 뇌가 활성화되기 어려운 상태가 되므로 몸이나 마음의 증상으로 나타나는 것입니다.

쉽게 피곤을 느끼는 건 뇌의 산소 공급이 충분하지 않기 때문이라고 할 수 있습니다.

특히 매일 같은 생활을 하는 사람은 쉽게 피로를 느낄

수 있으므로 평소와 다른 뇌 번지를 사용하는 게 좋습니다.

예를 들어, 업무와 전혀 관계가 없는 장소에 가보거나 평소와 다른 행동을 하는 등 뇌 번지의 기능 부위를 바꾸어 보는 게 좋습니다.

또한 피로와 떼려야 뗄 수 없는 '수면'도 다시 점검해봅시다.

쉽게 피곤을 느끼게 되었다, 아침에 일어나면 개운하지 않다고 느낄 때는 자신이 코를 골지 않는지 가족에게 물어보십시오. 코를 고는 사람은 수면 주기가 좋지 않으며, 자신은 '자고 있다'고 생각하지만 잠을 못 자고 있을 가능성이 있습니다. 그러면 매우 쉽게 피로를 느낍니다.

코를 고는 데다가 좀처럼 피로가 사라지지 않고, 잠기운 때문에 일상생활을 제대로 할 수 없는 경우에는 병원에 가보는 것도 하나의 방법입니다.

또한 피로는 허리의 아래 부위인 하반신에 특히 쌓이기 쉽습니다. 발이 무겁다는 징후로 시작하며, 그 후에 허리에 통증을 느끼거나 움직임이 둔해집니다. 하반신의 피

【자세 체크】

의자에 앉았을 때 무릎과 엄지발가락의 방향을 체크합니다.

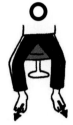 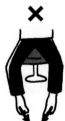

무릎과 엄지발가락이
같은 방향

무릎과 엄지발가락이
다른 방향

×의 경우 발목과 무릎이 틀어져서 일어서거나 할 때 무릎에 부담이 가해질 가능성이 있습니다. 앉아 있을 때, 일어설 때는 O처럼 되어 있는지 확인하십시오. 일어섰을 때도 마찬가지입니다.

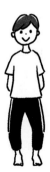

【자세 체크 후 스쿼트】

O의 자세에서 일어서서
스쿼트를 10~20회 합니다.

로를 풀기 위해서는 먼저 몸을 풀어야 합니다. 이 경우, 허리나 발을 직접 만지는 것이 아니라, 구강 주변을 마사지하기를 권합니다. 입 옆에 손바닥을 대고 크게 원을 그리듯이 시계방향과 시계 반대 방향으로 움직이거나 손가락 끝으로 입 주위를 꼼꼼하게 톡톡 두드려서 입 주변을 마사지합시다. 여성은 화장하기 전에 하거나 매일의 습관을 들이는 것도 좋다고 생각합니다.

이상하게도 입 근육을 풀면 몸의 부하를 줄일 수 있습니다. 예를 들면 무거운 페트병을 들 경우, 입 근육을 풀고 난 뒤에는 같은 무게라도 편하게 들 수 있게 됩니다.

그것은 뇌에 대한 부하를 줄일 수 있으므로 이러한 현상이 일어난다고 합니다.

'자세 체크'에서는 무릎이나 다리 관절에 부담을 주지 않게 앉는 법, 일어서는 법을 안내하고 있습니다. 최근 무릎에 통증을 느끼는 사람이라면 반드시 체크해 보십시오. 다리 부담이 경감하면 분명 피로도 줄어들 것입니다.

'자세 체크 후 스쿼트'는 무릎과 엄지발가락이 같은 방향을 향하는 올바른 자세로 실시합니다. 무릎이나 다리 관절이 상하지 않게 주의하면서 하십시오. 평소 사용하지 않는 근육을 사용하는 것은 매우 피곤한 일입니다. 나이에 따라 근력은 줄어듭니다. 하지만 근육도 뇌와 마찬가지로 훈련하면 근력을 유지, 향상시킬 수 있습니다.

평소에 스쿼트로 엉덩이, 허벅지 등의 근력을 훈련해두면 원활하고 가볍게 걸을 수 있게 되고, 쉽게 피곤해지지 않는 몸이 됩니다. 다리의 근력을 유지하는 일은 일상의 행동 범위를 유지하고 많은 사람과 교류할 때 매우 중요합니다.

피곤해지지 않는 몸을 만들려면 체력을 키우는 것도 중요합니다. 하지만 나이가 들면 에너지를 사용하는 운동이 어려워집니다. 이러한 경우에는 습관적인 행동들을 검토하는 것부터 시작합시다.

예를 들어 '니트를 다시 생각하는 마음가짐 운동'도 그중 하나입니다. 여기서 말하는 '니트'란 일본에서 말하는 취업, 취학, 직업훈련 등을 하지 않는 사람이라는 뜻이 아니라 NEAT(비운동성 열 생산)을 말합니다. 쉽게 말하면 양

니트를 다시 생각하는 마음가짐 운동

간단한 움직임이 뇌를 자극한다!

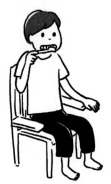

앉아서 할 수 있는 일은
눕지 않고 합니다.

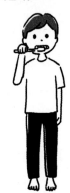

서서 할 수 있는 일은
서서 합니다.

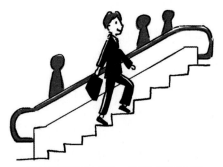

에스컬레이터를 피하고 계단을 이용합니다.

치질을 하거나 목욕을 하거나 식사를 하는 등의 일상생활 속 동작으로 생기는 소비 칼로리를 말합니다. 운동도 생활 속의 자잘한 작업도 모두 운동계 뇌 번지를 사용하는데, 작업을 위해 치밀하게 순서를 정하는 번지와 강한 힘을 내는 번지는 조금 다른 위치에 있습니다.

뇌 관점에서 보면 힘을 낼 수는 없어도 일상의 작업이 가능하다면 운동계 뇌 번지를 자극할 수 있는 것입니다.

저는 역동적인 움직임보다도 자잘한 운동을 늘리는 편이 체력 유지나 비만 방지로 이어진다고 생각합니다. 이것은 작은 행동을 쌓아가는 일이므로 항상 의식하면서 일상생활을 하시기 바랍니다.

낮은 턱이나
아무것도 없는 곳에서
넘어진다

자주 넘어지는 사람은 정수리 부근에 있는 이해계, 공간인지의 뇌 번지를 잘 사용하지 않기 때문이라고 생각할 수 있습니다. 평소 다리, 허리의 뇌 번지를 사용하지 않기 때문에 급하게 걸으면 발이 걸리거나 넘어지는 것입니다.

허벅지 등의 근육을 펴고, 유연한 운동 등을 하여 뇌에 자극을 줄 필요가 있습니다.

'아킬레스건 펴기'는 종아리의 유연성을 유지함과 동시

아킬레스건 펴기 / 플라밍고

【아킬레스건 펴기】

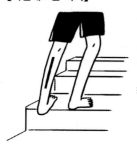

- 발뒤꿈치가 계단에서 조금 벗어날 정도까지 한쪽 발을 뒤로합니다.
- 그대로 뒤쪽 발의 뒤꿈치를 밑으로 내립니다.
- 몸을 좌우로 흔들면 아킬레스건 주변이 더 부드러워집니다.

※넘어지지 않을까 걱정이 될 경우는 베개 등을 사용합니다. 이 경우에는 양쪽 발끝에 베개 등을 넣고 앞으로 몸을 기울이면서, 벽을 손으로 짚어 몸을 지탱하고 아킬레스건을 폅니다.

【플라밍고】

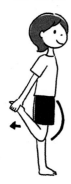

- 서 있는 자세에서 오른손으로 오른쪽 발목을 잡습니다.
- 허벅지 앞면의 근육이 당겨지는 것이 느껴지면 오른쪽 무릎이 왼쪽 다리의 발꿈치보다 뒤로 가도록 오른발을 뒤로 당깁니다.
- 편안한 느낌으로 당겨진 상태에서 자세를 약 30초 유지합니다. 왼손으로 왼쪽 발목을 잡고 똑같이 반복합니다.

※넘어지지 않도록 반대쪽 손으로 무언가를 잡고 하십시오.

어려운 경우는 바닥에
무릎을 꿇고 하십시오.

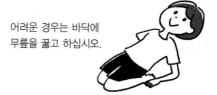

에 발목을 젖혀서 가동 범위를 넓히는 효과가 있습니다. 계단을 사용하거나 에스컬레이터를 타거나 할 때 간편하게 할 수 있습니다. 다리의 뇌 번지는 쉽게 노화된다고 알려진 공간 인지의 뇌 번지와 아주 가까운 위치에 있어서 '화장실 위치를 모르겠다', '방향을 모르겠다'와 같은 뇌의 노화를 방지할 수도 있습니다.

평소에 앉아서 하는 일이 많은 사람에게는 '플라밍고'를 추천합니다. 허벅지 앞의 근육을 펴게 되므로 척추도 부드러워지고 좌우 밸런스도 좋아집니다.

'발뒤꿈치 늘리기 운동'은 발로 차는 근육을 훈련하고 보행하는 힘을 서포트하는 효과가 있습니다. 다리의 운동계 뇌 번지에 작용할 뿐만 아니라 다리 관절을 부드럽게 만들어 균형을 잡는 힘이 향상됩니다.

사람은 60세 정도부터 보폭이 작아지고 걷는 속도가 느려집니다. 이 노화를 늦출 수 있는 것이 '벽 앞 허벅지 올리기 운동'입니다. 넓적다리 관절이나 무릎 관절, 발목이 접히는 각도가 작아지는 것이 넘어지는 요인 중 하나라고 생

【발뒤꿈치 늘리기 운동】

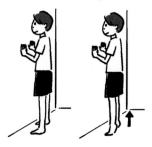

- 벽에 손을 대고 발뒤꿈치를 바닥에 붙이고 섭니다.
- 뒤꿈치를 가능한 한 높이 올리고 5초간 까치발로 섭니다.
- 1세트 10회씩 실시합니다.

【벽 허벅지 올리기 운동】

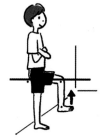

- 등이 벽을 향하도록 벽에서 10~15cm 앞에 섭니다.
- 무릎을 고관절 높이까지 한쪽 다리를 들어 올립니다.
- 바닥과 평행이 되도록 발목도 구부립니다. 한쪽씩 10회.
※ 등을 펴고 하십시오.

【엉덩이 걷기 운동】

- 바닥에 앉아 팔짱을 낍니다.
- 좌우 엉덩이를 한쪽씩 바닥에서 떼고 엉덩이로 걷습니다.
- 앞으로 5걸음, 뒤로 5걸음, 2~3회 왕복.
※ 복근을 사용해서 좌우로 체중을 이동시킵니다. 가능한 한 발바닥에는 힘을 주지 마십시오.

각할 수 있습니다.

그러므로 다리를 들어 올리는 근육이 약해지지 않게 하는 것이 중요합니다. 근력 향상, 관절 범위 확대에 모두 효과가 있는 이 운동을 계속하면 보행이 안정되고 넘어짐을 예방할 수 있습니다.

'엉덩이로 바닥 걷기 운동'은 몸체로 균형을 잡는 능력을 기를 수 있습니다. 몸의 중심이 단단해지면 균형이 무너지는 일이 없어지기 때문에 넘어지거나 걸리는 일이 없어집니다.

이러한 다양한 운동을 통해 근육과 관절의 유연성, 근력, 균형 감각을 동시에 트레이닝 하는 것이 넘어지지 않는 몸을 만드는 비결입니다. 모두 집 안에서 할 수 있는 운동이니 가벼운 마음으로 시도해보는 건 어떨까요?

만성 요통이
있다

오랜 시간 지독한 요통 때문에 괴로워하는 사람이 적지 않다고 생각합니다. 허리 마사지를 받아도 그때뿐이니 그다지 효과가 없는 것이 아닐까요?

욱신거리는 통증이 있는 경우는 일에 집중하기가 어렵습니다. 통증을 느끼면 감각계 뇌 번지가 저절로 움직이기 때문에 집중하기 위해 전두엽을 사용하고 싶어도 산만해집니다. 그래서 평소 생활 속에서 요통을 만성화시키지 않도록 주의해야 합니다.

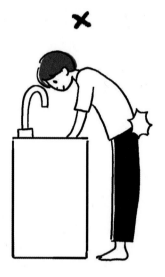

허리만 구부리면 허리에 부담이
됩니다.

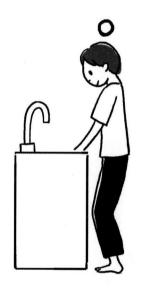

양쪽 무릎을 구부리고 무릎을
싱크대에 붙입니다.
또는 반 발자국 앞뒤로
엇갈리게 한 뒤,
몸을 앞으로 기울입니다.

특히 허리에 부담을 주는 자세는 가능한 한 피해야 합니다. 옆의 페이지와 같이 허리에만 부담을 줄 때는 다리를 잘 사용해서 편한 자세를 취하도록 유의합시다.

어깨 통증이 심하다,
어깨가 안 올라간다

어깨 통증도 뇌 성장을 막는 요인 중 하나입니다. 어깨 통증은 평소 생활에 지장이 있는 경우가 별로 없어서 그대로 내버려 두는 사람도 많습니다. 하지만 10년, 20년이 지나 증상이 악화되면 운동계 뇌 번지가 발달하지 않게 됩니다.

'어깨 빙글빙글 운동'은 어깨뼈부터 어깨 근육을 풀면서 어깨 통증을 경감시키는 운동입니다. 운동계뿐만 아니라 눈을 사용해 시각계 뇌 번지도 움직일 수 있어서 뇌에도 좋

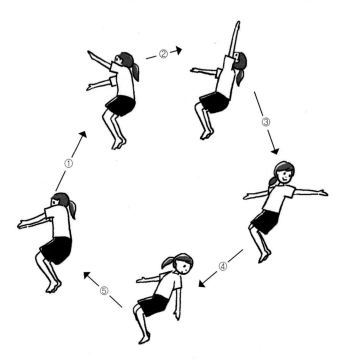

- 양쪽 무릎을 90도로 구부리고 오른쪽을 향해 눕습니다.
- 양손을 눈앞에서 모읍니다.
- 왼손의 손끝을 눈으로 쫓아가면서 크게 원을 그립니다.
※ 양쪽 무릎은 오른쪽을 향한 채로 두고 왼쪽 어깨뼈가 바닥에 닿을 정도로 크게 상반신을 사용해 실시합니다.
- 5회 반복하면서 왼쪽을 향해 누워 오른손도 똑같이 실시합니다.

은 영향을 줍니다.

어깨가 올라가지 않는 것은 대다수의 경우 등 근육 주변이 굳었기 때문입니다. 누워서 하면 서 있는 상태보다도 몸이 풀리므로 움직이기 쉬워집니다.

또한 158페이지에서 설명한 '입 근육 마사지'는 어깨 통증에도 효과가 있습니다. 얼굴의 근육을 움직이는 뇌 번지와 어깨를 움직이는 뇌 번지는 아주 가까운 위치에 있으므로 연동시킬 수 있습니다. 평소에는 크게 움직일 기회가 별로 없는 얼굴 근육을 극단적으로 움직이면 어깨를 부드럽게 만들 수 있습니다.

무엇을 먹어도
맛있다고 느끼지 못한다

"**요**즘 어쩐지 식사가 맛이 없어요." 이렇게 느끼는 데는 여러 가지 원인이 있을 수 있습니다. 앞서 설명한 바와 같이 뇌가 같은 일을 반복하고 활성화하기 어려운 상태가 되는 경우를 생각할 수 있습니다. 행동이 고정되면 뇌가 둔해지고 맛을 느끼지 못하게 됩니다.

가장 간단하게 할 수 있는 해결책 중 하나는 후각을 민감하게 만드는 것입니다.

사실은 냄새를 느끼는 것과 맛을 느끼는 것은 공통된

배 홀쭉 운동

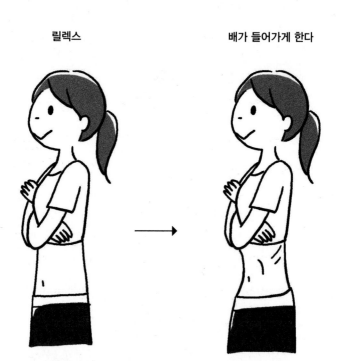

릴렉스 → 배가 들어가게 한다

- 릴렉스한 상태에서 가볍게 배가 들어가게 합니다.
- 호흡은 멈추지 않고 계속합니다.
※ 누워서하거나 걸으면서 해도 좋습니다.
  숨을 내쉬면서 하는 편이 근육의 수축을 더 잘 느낄 수 좋습니다.

뇌 부위를 자극합니다. 그래서 냄새를 맡으면 식욕이 증진되는 경우도 있습니다. 이에 대한 해결 방법의 하나로 아로마테라피 등도 효과적입니다. 다양한 향기를 맡아 구분하면 코가 향을 의식하게 되고, 향기로 마음이 편안해질 것입니다.

아로마테라피는 조금 어려운 것 같아 더 쉬운 방법을 원하는 사람은 생활 속에서 향기를 의식하는 것도 좋습니다. 계절에 따라서 꽃향기, 비누나 샴푸, 핸드크림이나 헤어 제품, 치약 등 항상 향기를 민감하게 느끼는 것이 중요합니다.

그에 더해 입욕제 향 바꿔보기, 샴푸 바꿔보기, 집에서 향 피우기 등 생활 속에서 향을 바꾸는 노력을 해보는 것도 좋습니다.

요리에 사용하는 식재료의 향도 적극적으로 맡아보고, 향기가 나는 것을 선택해서 사용하면 맛있게 느낄 수 있게 될 것입니다.

또한 평소 운동량이 적은 사람이 식사를 맛있게 느끼지

못하는 경우가 많은 것 같습니다. 그만큼 운동은 건강한 생활에 필요한 것입니다. 피곤하고 귀찮다며 몸을 움직이지 않으면 계속 '맛있다'고 느낄 수 없게 됩니다.

먼저 일상생활 속에서 조금이라도 몸을 움직이는 기회를 가져봅시다. 그리고 몸이 익숙해지면 가벼운 운동을 해보면 좋을 것입니다.

가벼운 운동의 예로 '배 홀쭉 운동'을 소개합니다. 특히 하루 대부분을 의자에 앉아서 컴퓨터 작업을 하는 분이나 소파에 앉아서 텔레비전을 너무 많이 본 날에 해보기를 권합니다. 앉아만 있으면 하복부가 충분히 움직일 기회가 없어 쉽게 지방이 붙습니다. 이 운동을 하면 골반부터 위의 요추가 앞으로 나오거나 뒤로 당겨지기 때문에 자세를 확실히 유지하는 척주기립근이 단련됩니다.

또한, 호흡이 깊어지고 부교감신경이 우위가 되어 릴렉스 할 수 있습니다. 그냥 배를 집어넣기만 하는 간단한 운동이지만 횟수를 정해 한 번에 30회씩 천천히 반복하면 훌륭한 복근운동이 됩니다. 이 운동을 통해 내장지방이 붙는 것을 방지하고 신진대사의 향상도 기대해 볼 수 있습니다.

'맛있다'고 느끼지 못하게 되었다면 그 상태로 내버려두지 말고 어떠한 대처법을 취하는 것이 중요합니다. 이 상태가 오래 지속되면 스트레스를 받아 몸과 마음에도 나쁜 영향을 주게 됩니다. 물론 뇌의 움직임도 나빠지기 때문에 빨리 해결하는 것이 좋습니다.

몸을 일으키기
귀찮다

고령이 되면 다리와 허리가 약해지기 때문에 몸을 일으키는 것조차 귀찮은 경우가 있습니다. 몸을 일으키지 않으면 외출도 마음대로 할 수 없으며 가벼운 운동도 할 수 없습니다.

그러한 상황을 방지하기 위해 침대 위에서 누운 채로 할 수 있는 트레이닝을 준비했습니다. 지금부터 소개하는 네 가지 트레이닝을 실시해보면 온몸을 움직일 수 있습니다. 몸의 부하도 적고 손쉽게 할 수 있으므로 꼭 해보십시오.

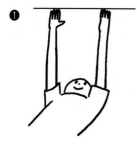

①

- 위를 보고 누워 하늘을 향해 양팔을 뻗습니다.

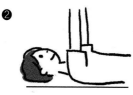 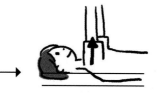

②

- 좌우 손바닥을 마주 보게 하고 손을 어깨 넓이 정도로 벌립니다.

- 그 자세에서 하늘을 향해 어깨 뼈가 뜰 때까지 팔을 뻗습니다.
- ※ 이때 목에 힘이 들어가 목이 접히지 않도록 주의합니다.

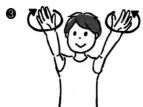

③

- 팔을 편 상태로 손끝으로 10cm정도의 원을 그립니다.
- 시계방향, 시계 반대방향, 각각 1분 정도 계속합니다.

먼저 '서클 운동'부터 시작해 봅시다.

팔을 펴고 손끝으로 원을 그리면 뇌의 전두엽을 자극할
수 있습니다. 양팔을 동시에 천천히 움직이면 좌우 뇌가 연
계하여 더 활발히 움직이기 시작합니다. 부드럽게 천천히
움직이면 뇌가 움직임을 조정하려 하므로 보다 자극이 강
해집니다.

또 어깨의 움직임이 부드러워지는 효과도 있어서 어깨
통증이 있는 사람에게도 권합니다.

다음은 다리를 들어서 하는 '누워서 발가락 마사지 운
동'과 '자전거 페달 운동'입니다.

'누워서 발가락 마사지 운동'은 처음에 발가락 하나하나
를 잡아당겨서 부드럽게 만듭니다. 막연히 마사지하는 것
이 아니라, 굳어진 부분을 의식하면서 풀어주는 것이 중요
합니다. 이 자세를 취하기만 해도 엉덩이 근육을 늘릴 수
있으며, 허리도 스트레칭이 됩니다. 게다가 다리를 배 위에
올리기 위해 복근도 사용하므로 모든 부분을 효과적으로
움직일 수 있습니다.

누워서 발가락 마사지 운동 / 자전거 페달 운동

【누워서 발가락 마사지 운동】

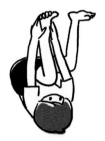 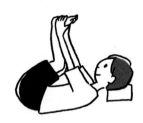

- 위를 향해 대자로 눕습니다.
- 양쪽 무릎을 90도 정도로 구부린 후, 양 발바닥을 하늘을 향하게 합니다.
- 양손을 사용해 발가락, 발등, 발목 순으로 몸의 중심을 향해 마사지합니다.
※ 멈추지 않고 호흡합니다.
※ 자세가 힘든 경우는 머리에 베개를 베어도 됩니다.

【자전거 페달 운동】

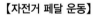 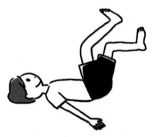

- 양발을 조금 벌리고 바닥을 짚고 몸을 안정시킨 뒤,
  자전거 페달을 밟는 것처럼 양쪽 발을 움직입니다.

이 운동을 하면 자신의 몸 중에서 딱딱하게 굳은 부분을 확인할 수 있습니다. 특히 엉덩이와 허벅지 뒤쪽 경계 부분의 근육은 굳기 쉬우므로 의식해서 스트레칭을 합시다.

마사지가 끝나면 '자전거 페달 운동'을 합시다. 자전거 타기와 같은 요령으로 다리를 움직입니다. 이것도 천천히, 예쁘게 원을 그리는 것이 포인트입니다. 좌우 번갈아 움직이므로 뇌의 좌우 연결이 활성화됩니다. 평범하게 자전거를 타면 어쩔 수 없이 몸에 부하가 걸리지만 이 자세라면 편하게 다리를 움직일 수 있습니다.

마지막은 '종아리, 허벅지 근육을 펴는 스트레칭'입니다. 이 운동은 근육을 펴기만 하는 것이 아니라 다리를 들어 올려 종아리에 머물고 있었던 혈액을 순환시키는 효과도 있습니다.

위를 향해 누우면 등 근육이 펴집니다. 누운 상태에서는 서 있을 때보다 다리, 허리에 중력이 가해지지 않으므로 몸을 부드럽게 만들 수 있다는 이점이 있습니다.

나이가 들면 허리 및 다리가 곧게 펴지지 않는 사람이

종아리, 허벅지 근육을 펴는 스트레칭

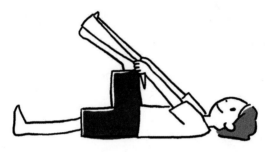

• 위를 향해 누운 상태로 수건을 오른발 발바닥에 겁니다.

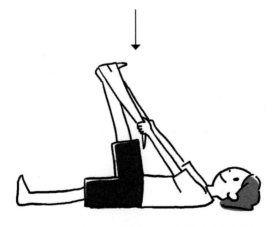

• 천천히 오른쪽 무릎을 펴고 발바닥이 하늘을 향하게 올립니다.
※ 오른발 종아리나 허벅지가 펴지는 것을 느끼면서 30초 정도 폅니다.
※ 쉬면서 호흡합니다. 왼발도 똑같이 합니다.

나 엉덩이 밑 부분이 굳는 사람이 많아지므로 누우면서 할 수 있는 트레이닝을 반드시 해보십시오.

이 4가지 운동을 모두 하면 누구든 가볍게 땀이 날 겁니다. 그러면 일어났을 때 몸이 가볍게 느껴져서 "이렇게 가벼우니 산책을 나가볼까?"하는 마음이 생깁니다.

그리고 둔해진 뇌의 움직임이 활발해지므로 마음도 긍정적으로 변합니다.

종아리가
심하게 붓는다

종아리에는 하반신의 혈액을 심장으로 돌려보내
는 혈액순환을 돕는 작용이 있다는 것을 알고
계십니까? 그래서 종아리는 '제2의 심장'이라고도 불리고
있습니다. 종아리의 근육이 잘 움직이면 전신의 혈액 흐름
이 좋아집니다.

나이가 들면 어쩔 수 없이 혈액순환이 안 좋아지고 다
리가 붓게 됩니다. 특히 추운 계절이 되면 부기가 심해지는

종아리 마사지

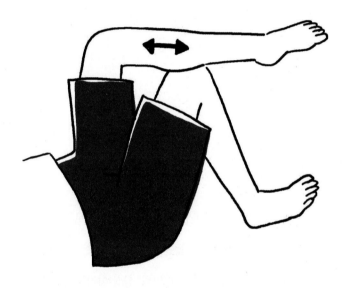

- 위를 향해 누워 오른쪽 무릎을 세웁니다.
- 오른쪽 무릎으로 왼쪽 종아리를 문지릅니다.
※ 다리를 바꿔서 양쪽 모두 실시합니다.

사람도 많을 것입니다.

'종아리 마사지'는 종아리 근육을 릴렉스 시키는 효과가 있습니다. 위에 올린 다리를 움직여서 무릎에 문질러 감각계 뇌 번지를 자극합니다. 다리의 피로를 개선하면서 쇠약해지기 쉬운 고관절 주변의 근육을 자극할 수도 있습니다.

누워서 간단하게 할 수 있으니 텔레비전을 보면서 이불을 덮고 잠들기 전 등 생각날 때 해보십시오.

요실금 때문에
걱정이다

나이가 든 후의 커다란 고민 중 하나인 요실금. "요실금이 걱정되어서 외출할 의욕이 사라졌어요."라는 분도 적지 않을 것입니다.

무거운 짐을 들어 올릴 때나 기침이나 재채기 등 배에 힘이 들어갔을 때 소변이 흘러나오는 경우가 많습니다.

이때 제안하는 운동이 '골반저근군 트레이닝'입니다. 골반저근군은 요실금에 관여하는 근육이므로 훈련을 통해 예방할 수 있습니다.

골반저근군 트레이닝

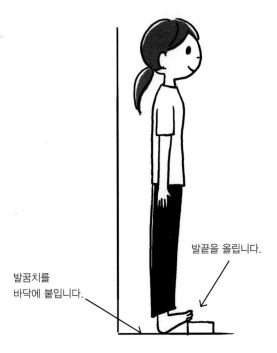

발끝을 올립니다.

발꿈치를
바닥에 붙입니다.

- 5cm 정도 높이의 블록(책이나 상자)을 준비하고 발끝에서 3cm 정도 안쪽에 넣습니다.
- 발목이 젖혀진 상태로 섭니다.
※ 등을 곧게 펴고 넘어지지 않도록 벽 앞에서 하십시오.
  TV를 보면서도 할 수 있는 트레이닝입니다.

발목이 젖혀진 상태로 서 있는 일을 의식하고 실천해 보십시오. 골반저근군 트레이닝은 운동계 뇌 번지 중에서도 평소 자극이 적은 부분을 자극하는 효과가 있습니다.

이 트레이닝으로 요실금의 걱정을 조금이라도 경감시키고 힘차게 밖으로 외출할 수 있는 건강한 하루하루를 보내도록 합시다.

다른 사람의 이야기나
회의 내용이
귀에 들어오지 않는다

다른 사람의 이야기가 귀에 들어오지 않는 것은 기억력과 관계가 있습니다. 무언가를 기억하려고 할 때는 '해마'를 잘 움직이게 해야 합니다. '해마'는 일을 순서대로 기억하는 일과 깊은 관계가 있는 뇌의 부위이며, 이 부위가 기능을 하지 않으면 기억력이 약해집니다.

요리를 할 때나 정리할 때 등 무의식적으로 순서를 생각하는 경우, 능동적으로 뇌 번지가 활동하여 기억하려 하지 않아도 해마가 움직입니다.

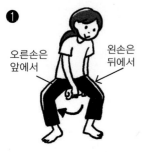

오른손은
앞에서

왼손은
뒤에서

돌돌 만 수건을 왼손으로 잡고 어깨너비보다 조금 더 넓게 다리를 벌리고 섭니다. 허리를 내리고 다리 사이로 뒤쪽에서 내민 왼손의 수건을 앞쪽의 오른손으로 옮겨 쥡니다.

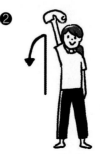

오른손으로 수건을 잡았으면 팔과 다리를 펴면서 오른손을 앞에서 머리 위로 올립니다. 수건을 눈으로 쫓아가며 기지개를 켜는 느낌으로 합니다.

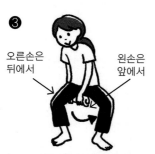

오른손은
뒤에서

왼손은
앞에서

팔을 편 채로 배영을 하듯이 팔을 뒤로 돌리고, 허리를 내려서 다리 밑으로 오른손에 있는 수건을 뒤에서 왼손으로 건넵니다.

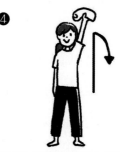

2와 같은 요령으로 수건을 눈으로 쫓아가면서 왼손을 머리 위로 올립니다. 1~4를 10회 반복합니다.

해마는 순서를 의식하면서 운동함으로써 자극할 수 있습니다.

여기서는 해마뿐만 아니라 여러 뇌 번지를 사용하는 기억력 트레이닝인 '팔자 스쿼트 운동'을 소개하겠습니다.

손과 다리를 움직이고 몸의 좌우 움직임을 연계시키므로 소뇌와 운동계를 자극합니다. 수건을 눈으로 쫓아가고 다리 밑으로 수건을 건네는 동작으로 시각계나 공간인지력을 높입니다. 평소 틀어진 몸도 이 운동으로 바로잡을 수 있습니다.

쉽게
짜증이 난다

원인은 여러 가지가 있겠지만 같은 뇌 번지를 과다하게 사용하면 쉽게 짜증이 나는 경향이 있습니다. 특히 직업 때문에 같은 뇌 번지를 계속 사용하는 사람에게는 기분전환이 필요합니다. 말하는 일이 많은 사람은 하늘을 바라본다거나, 영업으로 전달계 뇌 번지를 혹사하고 있는 사람은 가볍게 몸을 움직이는 등 작은 노력으로 뇌 번지의 기능 부위를 전환시키면 좋습니다.

그리고 짜증은 다음 날까지 넘기지 마십시오. 그 날 해소할 수 없으면 악화되기 쉽습니다. 넘겨버린 경우는 '이번 주 안에' 라는 식으로 반드시 단락을 지어주십시오. 뇌의 영향이 3일 정도 지속되는 경우도 흔합니다. 운동했을 때의 근육통과 같습니다. 확실히 시간의 흐름을 의식하는 것도 짜증 해소에 필요하다고 생각합니다.

제가 짜증이 날 때 자주 하는 것은 '수식관(數息觀)'입니다. 코 위를 보면서 "하나~, 둘~"하고 숫자 하나하나를 길게 숨을 내쉬면서 1부터 10까지 세기만 하면 됩니다.

숨을 내쉴 때는 20초간 내쉬며, 5초 정도 천천히 들이마십니다. 몇 번 반복하는 동안에 어깨를 위아래로 움직여서 호흡이 흐트러지지 않을 정도로 하는 것이 포인트입니다. 이렇게 하면 반드시 기분이 나아집니다. 하나의 숫자를 가능한 한 길게 세는 것이 이 트레이닝의 핵심입니다.

'상사와 싸웠다' 등 안 좋은 일로 머리를 식히고 싶을 때 시도해보십시오. 아무것도 생각하지 말고 의식을 호흡에만 집중할 수 있으므로 뇌 번지를 전환시킬 수 있습니다.

또한 이 트레이닝은 복식호흡으로 하면 더 효과가 올라

어깨 릴렉스 운동

릴렉스 　　　　 양쪽 어깨를 올린다 　　　 양쪽 어깨를 내린다

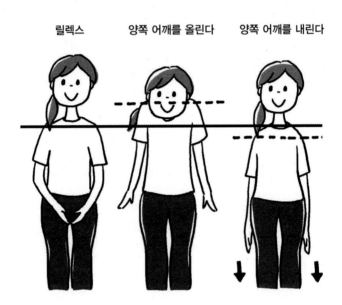

- 등을 펴고 의자에 앉습니다.
- 숨을 들이마시면서 어깨를 귀에 가까이하고 5초 멈춥니다.
- 숨을 내쉬면서 손가락을 바닥으로 내리는 느낌으로 어깨를 내립니다.
- 5회 반복합니다.

※ 목을 길게 늘인다고 의식하면서 숨을 끝까지 내쉴 때까지 어깨를 내립니다.

갑니다. 복식호흡으로 하면 숫자를 목소리로 내뱉으면서 배도 부풀려야 합니다. 입과 배를 연동시키기만 해도 뇌가 사용되기 때문에 사실 다른 일은 생각할 수 없게 됩니다.

짜증이 난다는 것은 충분히 숨을 들이마시고 있지 않다는 증거입니다. 이 트레이닝으로 가능한 한 숨을 오래 내쉬면 다시 많이 들이마실 수밖에 없습니다. 이렇게 하면 산소를 충분히 몸 안으로 공급할 수 있고, 뇌의 움직임도 자연히 좋아집니다. 더 길게 내쉬면 폐가 넓어져 산소를 받아들이기 쉬워집니다.

그리고 추천하는 운동이 '어깨 릴렉스 운동'입니다.

이 운동도 호흡법을 의식한 것으로 머리를 움직일 때 필요한 산소를 확실히 뇌로 보낼 수 있습니다. 기분전환이 되므로 빈 시간에 해보는 것이 좋습니다. 코 호흡으로 하는 것이 가장 좋지만 익숙해질 때까지는 입 호흡도 괜찮습니다. 천천히 느긋하게 호흡하도록 유의하고 호흡하는 근육을 훈련하도록 합시다.

산소가 부족하면 전두엽의 활동 영역이 작아지고 용량

이 적어지므로 감정이 폭발하거나 짜증이 나게 됩니다.

짜증을 느끼면 먼저 호흡이 빨라지거나 얕아지지 않았는지 스스로 확인해봅시다.

또한 짜증이 날 때는 자세에도 신경을 써야 합니다. 등이 구부러지면 횡격막의 움직임이 줄어들고 호흡이 얕아집니다. 그러면 충분히 산소를 공급받지 못합니다. 평소에 올바른 자세를 의식하도록 유의합시다.

외롭다고 느끼는
시간이 많아졌다

외로움에는 고립되어 있는 상태의 '외롭다'와 자신
이 하고 싶다고 생각하는 일이 없어진 '외롭다'
가 있습니다. 고령자의 경우는 후자 쪽이 빈도가 높은 것 같
습니다. 이 경우에는 영화관이나 극장 등 사람이 많은 곳에
가보면 좋습니다. 가능하면 발레, 서커스, 강연회 감상 등
지금까지 가보지 못한 곳이 좋습니다.

'스포츠 스태킹'은 시간을 의식하여 의욕을 향상시키는
운동입니다. 외롭다고 생각하는 시간이 많은 사람은 시간

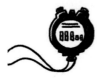

> **준비물**
> 종이컵 15개, 스톱워치

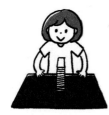 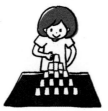 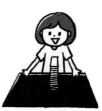

겹쳐서 엎어 놓은
종이컵을 앞에 둔다.

양손을 사용하여 피라미드
모양으로 쌓아 올린다.

원래 모양으로 다시
겹친다.

시간을 재면서 시간을 단축할 수 있도록 연습합시다.
※ 사람이 모이는 곳에 가지고 가서 속도를 경쟁하는 것도
　좋은 트레이닝이 됩니다.

이 늦게 흐르고 있다고 생각할 수 있습니다. 하지만 시간을 의식하면 시간이 짧게 느껴지고 '더 빨리 해보자'고 생각하기 때문에 신기하게도 승부욕이 생깁니다. 집중력이나 의욕이 늘어나면 전두엽을 자극할 수 있을 뿐만 아니라 시각이나 공간 인지 등의 뇌 번지도 기능하므로 도전해보십시오.

치매에 걸리지 않을까 걱정이다

이것은 고령자라면 누구나 안고 있는 걱정거리 중 하나입니다.

치매는 해마(海馬)가 위축되어 가면서 무증상 상태로 뇌 속에서 천천히 진행되는데, 가족이 우연히 이상을 느끼게 되어 증상이 나타나는 케이스가 대부분입니다. 오래 살수록 어느 날 갑자기 그 증상이 겉으로 나타납니다. 갑자기 흥미가 없어지거나 감기에 걸린 후에 움직이지 못하게 되면서 정신이 이상해집니다. 깨달았을 무렵에는 이미 늦었

주세요 ! 필요 없어요 ! 바위 보 트레이닝

주세요

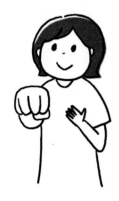

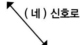
(네) 신호로

필요 없어요

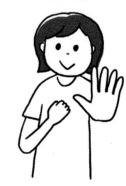

오른손을 쥐고 앞으로 내밉니다.
왼손은 펴고 가슴에 댑니다.

왼손을 펴고 앞으로 내밀면서 "필요 없어요"
라고 말합니다. 이때 오른손은 주먹을 쥐고
가슴에 댑니다.

※ "주세요", "필요 없어요" 라고 말하면서 합니다.
※ 바위, 보를 반대로 하는 것도 가능합니다.

습니다. 사전에 징조가 없는 만큼 미리 방지할 수 있는 방법이 있다면 누구든지 실천하고 싶어 할 것입니다.

그래서 제안하는 트레이닝이 '바위 보 트레이닝'입니다. 이 운동을 하면 계획하는 힘이 기능하기 시작합니다. 그리고 뇌의 중심 부분에 있는 보족운동야(補足運動野)를 강화할 수도 있습니다. 머리가 좋은 사람이나 치매에 걸리지 않는 사람은 이 부분이 강하다고 할 수 있습니다. 가족과 같이 이 부위를 훈련하고 치매에 걸리지 않도록 합시다.

무슨 일을 해도
잘 되지 않아 고민한다

이 것은 여성에게 많은 고민이라고 생각합니다. 왜
냐하면 여성은 내용을 명확하게 기억하는 경향
이 있고, 말이 원인이 되어 끙끙 앓는 경우가 많기 때문입니
다. 남성의 경우는 이야기를 들어도 흘려 듣는 경향이 있고
말에 대한 집착이 별로 없습니다.

이러한 상태에 빠져버리면 머릿속으로 생각해도 결과
가 나오지 않습니다. 그래서 일단은 노트에 써보고 그 원인

을 밝히는 것이 좋다고 생각합니다.

어째서 인생이 시시하다고 느끼고 있는지, 어떤 이유로 끙끙거리고 있는지 생각하고, 문장으로 표현해서 깊이 고민해보면 사고와 말의 뇌 번지를 움직일 수 있습니다. 뇌는 해결할 수 없는 고민이 생기면 움직임이 둔해지지만, 사용할 목적이 명확해지면 확실히 가동합니다.

고민을 문장화하는 일은 이 외에도 의미가 있습니다.

'무슨 일을 해도 잘되지 않는다', '끙끙거린다'라는 것은 모두 당신의 감정입니다.

이것은 마음의 문제이기 때문에 이것 자체를 해소할 수는 없습니다. 하지만 문장으로 표현하면 감정계에서 언어계로 뇌 번지를 바꿀 수 있어서 냉정하게 생각할 수 있게 됩니다.

'무슨 일을 해도 잘되지 않는다'면 먼저 무엇이 잘 안 되는지, 잘 된 적은 있는지, 그것은 무엇인지 등 문장으로 표현하면 모두 구체적으로 알 수 있습니다. 구체적으로 알 수 있게 되면 머릿속에서 납득할 수 있게 됩니다.

답이 없는 고민은 항상 빙빙 돌기만 합니다. 고민하면 할수록 심하게 낙담하게 됩니다. 그렇게 되기 전에 먼저 노트에 써보십시오. 이것만으로도 머릿속을 빙빙 돌기만 하던 생각에 답을 줄 수 있습니다. 그리고 답을 찾았다면 걱정을 안심으로 바꿀 수 있습니다. 뇌를 정확하게 움직이게 하여 뇌 번지를 바꾸면 지금까지 보이지 않았던 것이 보이기 시작합니다. 그리고 그 보이게 된 답이 해결의 실마리가 됩니다.

사람과 이야기하는
기회가 줄어들어
외롭다

자신을 표현할 기회가 줄면 외로운 마음이 증가
합니다. 그래서 사람과 이야기한다는 행위는
나이가 든 후부터는 매우 중요한 일로 자신의 의견을 말할
수 있는 상대가 없다는 것은 매우 쓸쓸한 일입니다.

먼저 자기 생각을 밖으로 꺼낼 수 있는 상대를 찾는 것
부터 시작해 봅시다. 사람과 운동을 하거나 누군가와 외출
을 하기만 해도 많이 해소할 수 있을 것입니다. "이야기하
지 않으면 의미가 없지 않아요?"하고 생각하는 분도 있겠

지만 사람과 연락을 취하기만 해도 효과는 있습니다. 이야기에 관한 뇌 번지는 사람과 연락을 주고받기만 해도 사용할 수가 있습니다.

같이 운동을 하거나 외출할 수 있는 친구가 없는 분은 식물을 키우고 그 식물에 말을 걸어보는 것도 좋다고 생각합니다. 물론 식물이 말을 걸어주는 것은 아니지만, 성장함으로써 당신에게 답하고 있는 것입니다.

예를 들어 농가 사람들이 말을 걸면서 농작물을 키운다거나, 사랑을 주고 키우면 맛있어진다는 이야기도 있습니다.

과학적인 근거는 없지만 마음을 계속 전하면 식물과 인간 사이에 상호작용이 생기고, 이것이 성장의 에너지가 되는 것이 아닐까 생각해 볼 수 있습니다. 식물에 말을 걸어주면 감정계 뇌 번지를 자극할 수 있으므로 오래 사랑할 수 있는 분재 등을 취미로 갖는 것도 좋습니다.

같은 의미로 개나 고양이, 열대어 등 애완동물을 키우는 것도 추천합니다. 개와 "오늘은 어디 가볼까?"하고 산책

코스를 의논해 보고, 열대어에게 먹이를 주면서 "맛있어?" 하고 말을 걸어봅니다. 동물은 식물과 달리 말이나 행동에 반응하기 때문에 더욱 소통하기가 쉽다고 생각합니다.

하지만 실제로는 사람과 소통하는 것이 가장 좋습니다. 사랑할 수 있는 상대가 있는 것만으로도 충족되는 경우도 있지만, 최종적으로는 사람과 관계를 갖는 것을 목표로 하는 것이 좋습니다.

취미도 없고
인생이 재미없다

타인을 만날 기회가 거의 없는 사람은 이러한 고민을 하게 됩니다. '인생이 재미없다'라고 생각하면 얼굴이 굳어지고 표정을 만들 수 없게 됩니다. 이것을 해소하기 위해서는 음식을 잘 씹거나 표정을 만들면서 구강 근육을 잘 움직여야 합니다.

그리고 표정 근육을 부드럽게 하기 위해 거울을 보면서 웃는 표정을 연습해봅시다.

감정계 뇌 번지는 몇 살이 되어도 성장하는 번지이므로

웃는 표정 트레이닝

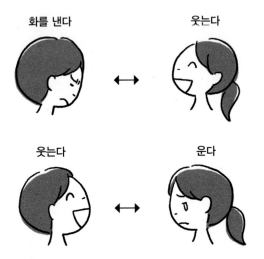

화를 낸다 ↔ 웃는다

웃는다 ↔ 운다

- 1명이 웃는 표정을 지으면, 그것을 보고 다른 1명은 화내는 표정을 짓습니다.
- 상대방이 화내면 웃는 표정을 짓습니다. 하나의 표정에 20~30초씩 10회 반복합니다.

※ 가능한 한 과장되게 표현합니다.
※ 가능하다면 소리를 내서 웃거나, 소리를 내서 즐기는 등 표정만으로 어려운 경우에는 소리를 내서 해보십시오.

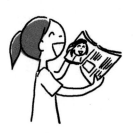

- 상대가 없는 경우에는 잡지, 책 등에서 다양한 표정을 오려서 그것을 먼저 흉내 내고, 반대의 표정도 지어봅시다.

이 번지가 둔해지면 인생이 재미없어집니다.

또한 웃는 표정을 만들면서 인생에서 가장 즐거웠던 일을 떠올려 보는 것도 좋습니다. 그냥 얼굴 근육을 움직이기만 하는 것이 아니라, 즐거운 기억을 떠올리면 정말로 즐거워집니다.

하루 한 번, 거울을 보고 자신의 감정이 단조로워지지 않도록 유의해봅시다.

100세까지
성장하는
뇌 훈련 방법

PART

100세까지 계속
뇌를 성장시키려면

무엇을 하면 좋을지 모를 때는
먼저 '걷기', '뛰기'

뇌를 100세까지 계속 성장하게 하려면 꿈이나 도전, 호기심이 필요하다고 반복해서 설명해왔습니다. 하지만, 구체적으로 "무엇을 해야 할지 모르겠어요."라는 분도 계실 것이라 생각합니다. 이러한 경우에는 아무리 생각해도 앞으로 나아갈 수 없으므로 먼저 걷거나 뛰면서 땀을 흘려보십시오.

왜냐하면 사고계와 운동계 뇌 번지는 아주 가까운 곳에 있기 때문입니다. 사고계 뇌 번지는 전두엽에 있고, 운동계는 전두엽의 가장 뒤, 사고계와 인접한 위치에 있습니다. 사실 '응애' 하고 태어나면, 운동계 뇌 번지가 제일 처음 기능합니다. 그래서 몸을 움직이는 것이 사고의 시작이며, 적극성의 시작이라고 생각할 수 있습니다.

손은 '무언가를 잡고 싶다'고 하는 생각이 없으면 움직이지 않습니다. 움직임이 생각의 시작인 것은 이를 통해서도 알 수 있습니다. 모든 것은 움직이는 것에서 시작합니다.

몸을 움직이는 뇌 번지의 바로 뒤에 있는 번지가 바로 피부로 느끼는 촉감입니다. 이 부분을 훈련하는 것도 뇌가 쇠약해지지 않게 하는 방법의 하나입니다. 만지다, 만져진다는 이른바 피부 감각도 사고계 뇌 번지의 가까운 곳에 있습니다. 이 부분도 태어난 뒤에 바로 움직이기 시작하므로 아기의 피부는 민감합니다.

피부 감각은 정보의 입구이기도 합니다. 피부 자극이 있는 사람은 정보를 많이 얻기 때문에 젊다고 할 수 있습니다. 그래서 땀을 흘리거나 수영을 하거나 샤워를 하는 등 피부에 자극을 주는 일은 사고가 둔해졌을 때 효과가 있다고 합니다.

운동계와 피부 감각이 쇠약해지면 사고도, 기분도, 마음도 쇠약해지기 쉬우므로 함께 자극을 주는 것이 중요합니다.

대부분의 사람은 어려운 계산이나 문장을 만드는 일이 생각하는 일이며, 사고계 뇌 번지를 자극하는 일이라고 생각할지도 모르지만 사실 그렇지 않습니다. 움직임이 둔해진 뇌 번지에 아무리 자극을 주어도 그다지 의미가 없습니다. '급하면 돌아가라'라는 말로 우선 '사고의 시작'인 운동계와 피부 감각을 자극하는 것부터 시작합시다.

뇌를 부드럽게 만드는
가장 좋은 방법은
겸손해지는 것

나이가 들면 회사에서의 지위가 높아지고 뇌의 사용 방법이 단조로워지는 경우가 흔히 있습니다. 예를 들어 회사의 경영자라면 부하가 하는 업무를 사장이 스스로 하는 경우는 없습니다. 그렇게 되면 사장은 사장으로서의 뇌를 사용할 수밖에 없습니다. 사용하는 방법이 극단적이기 때문에 약한 뇌 번지가 생기게 됩니다.

이것을 보강하기 위해서는 지위를 바꿀 필요가 있습니다. 회사 밖에서 사회활동을 함으로써 다양한 입장을 경험할 수 있고, 지금까지 별로 사용할 일이 없었던 뇌 번지를 움직일 수가 있게 됩니다.

회사에서 근무하는 동안에는 하루 중 최소한 12시간은 회사의 사고에 얽매이게 됩니다. 그래서 회사에서 하는 업무가 뇌의 가지 모양에 크게 반영됩니다. 그래서 뇌 전체가 성장하면 좋겠지만 실제로는 그렇게 잘 되지 않습니다. 먼저 입장을 바꾸기 위해 회사 이외의 장소에서 취미 활동이나 지역 커뮤니티 활동을 하는 것이 뇌 성장을 위해 중요하다고 생각합니다.

그리고 '감사'와 '배려'의 마음을 갖는 것도 뇌를 부드럽게 만드는 방법 중 하나입니다.

'감사'라고 하는 것은 우리 마음속의 감성입니다. 이것을 뇌로 생각하면 '응애'하고 태어났을 때의 피부 감각부터 시작하는 감성이라고 할 수 있겠습니다. 그리고 '배려'란 우리의 행동입니다. 즉, 몸을 움직이는 일입니다. 마음 속 감성도, 몸을 움직이는 일도, 아기 때부터 갖고 태어난 부분입니다.

뇌가 성장하여 어른이 되어도 '감사'나 '배려'로 되돌아보는 것으로 원래의 줄기를 신선하게 유지하고, 강화할 수 있지 않을까 생각합니다.

입장을 바꾸는 것, 그리고 '감사'나 '배려'의 마음을 갖는 것은 바로 겸손한 마음을 갖는 것입니다. 오만하게 굴지 않고 타인을 대하면 뇌는 계속 성장합니다. 그러면 '인격'을 키울 수도 있고 다른 사람과의 교류로 뇌를 더 자극할 수 있습니다.

70세에도 '자칭 50세'라고
생각하면 뇌가 생생해진다

'사람은 마음먹기에 달렸다'라고 흔히 말하지만 마음가짐에 따른 행동은 나이가 든 후에 의외로 좋은 효과를 가져다줍니다.

자신이 70세라도 50세라 생각하고 행동하면 자연스럽게 몸을 움직일 기회가 늘어나고 행동범위도 넓어집니다. 50세 때와 변함없는 활동 상태로 20년을 보내면 뇌는 그 연대를 유지할 수 있으며 쇠약해지지도 않습니다. 자신이 제일 활기 넘쳤던 나이라고 생각하면 뇌도 저절로 생생해집니다.

뇌는 마음에 따라 좌우됩니다. 예를 들어 '이제 70세이니까'라고 생각해버리면 70세의 행동밖에 할 수 없게 됩니다. 피곤하다며 아무것도 하지 않게 되고, 집에 틀어박히게 되는 사람도 많습니다. 하지만 그러면 몸도 뇌도 쇠약해지기 일쑤입니다.

"아직 젊은 사람들에게 지지 않아."라며 밖으로 나가 활동하고, 몸을 움직이고, 취미나 오락을 친구들과 즐기는 활력이 필요합니다. 제 지인의 어머님은 75세이신 데도 암벽타기에 도전하고 계십니다.

"언제까지나 젊은 건 아니니까."라고 말하며 너무나도 활발하게 활동하여 오히려 주변 사람들이 걱정할 정도가 딱 좋습니다.

그러므로 80세가 되어도 90세가 되어도 '자칭 50세'가 이상적입니다. 앞서 말한 바와 같이 50대가 지나면 갑자기 체력이 떨어지고 행동 범위가 좁아지는 경계선이 옵니다. 그 경계선을 없애고 얼마나 50대, 60대의 기력과 체력을 유지할 수 있는지가 건강을 유지하는 포인트입니다. 뇌를 성장시키기 위해서는 기력과 체력이 반드시 필요합니다. 이것만 있으면 언제까지나 운동을 즐기거나 예쁘게 차려입고 외출하는 등 긍정적인 인생을 보낼 수 있습니다.

나이에 맞게 살라고 흔히들 말하지만 고령이 되면 이러한 개념은 필요가 없습니다. 나이에 맞게 행동하면 어쩔 수 없이 노인이 되기 때문입니다. 적어도 20세 정도는 속여서 나이를 말할 정도의 마음가짐과 애교를 가졌으면 좋겠습니다. 이것이 자기 자신을 북돋는 원동력이 되지 않을까 생각합니다.

'노후에는
느긋하게 살고 싶다'는 것은
큰 오산

정년이 되면 '유유자적하게 살고 싶다', '느긋하게 살고 싶다'라는 분이 계시지만 저는 이를 권하지 않습니다.

오히려 정년이 지난 후에도 현역으로 지내기 위해서는 어떻게 하면 될지에 대해 생각해줬으면 좋겠습니다. 정년이 된 후 은거하는 생활습관으로는 그 후 2, 30년 이상 이어지는 인생에 대응할 수 없게 됩니다.

제 지인 중에 공무원이었던 60대 여성은 노후에 집과 밭

뇌와 몸의 노화를 촉진시키는 생활방식

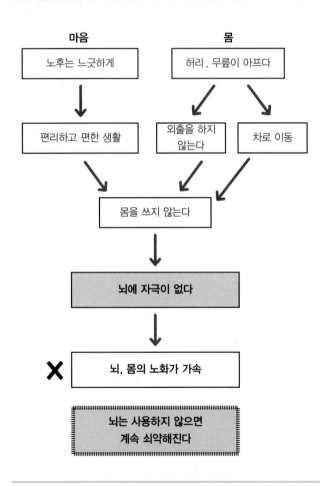

마음

노후는 느긋하게

몸

허리, 무릎이 아프다

편리하고 편한 생활

외출을 하지 않는다

차로 이동

몸을 쓰지 않는다

뇌에 자극이 없다

X 뇌, 몸의 노화가 가속

뇌는 사용하지 않으면 계속 쇠약해진다

을 팔아서 맨션을 구입하여 그곳에서 느긋하게 살고 싶다고 생각했다고 합니다. 하지만 제가 생각하는 뇌에 대한 생각을 전했더니 이전의 생각을 버리고 농사를 시작했습니다.

사실 편리하고 편한 생활은 몸의 노화를 가속시킬 뿐만 아니라 나이가 들수록 뇌 기능을 계속 쇠약하게 합니다.

그 반대로 몸을 계속 사용하는 사람은 뇌가 쇠약해지지 않습니다.

이것은 여러 사람을 보면서 여실히 느낍니다. 몸을 적극적으로 움직인 만큼 뇌는 성장합니다. 운동 능력과 뇌 능력은 나이가 들수록 비례합니다.

모두 50~60세가 지나면 요통이나 무릎 통증 등 몸 이곳저곳에 불편을 느끼는 사람이 많아지는데, 그렇다고 해서 움직이지 않으면 더욱 증상이 심해집니다.

예를 들어 농사를 계속하고 있는 사람은 몸도 마음도 쇠약해지지 않습니다. 허리나 무릎에 통증을 느껴도 채소나 벼를 키우기 위해 매일 작업하기 때문입니다. 이러한 매일의 운동량이 뇌의 움직임에도 영향을 끼칩니다.

"젊었을 때는 이 정도 운동으로는 피곤하지 않았는데…"라는 생각이 들었을 때, 처음 '늙었다'고 느꼈다는 사람도 많을 것입니다.

하지만 그때, "이제 젊지 않으니 어쩔 수 없어."라며 포기하지 마십시오.

조금 피곤함을 느낄 정도까지 몸을 움직이는 편이 건강에 좋다는 것을 여러분도 아셨으면 좋겠습니다.

"쉽게 피로를 느끼니까 움직이기 싫다."는 것은 몸에도 그리고 뇌에도 좋지 않습니다.

70대이지만 50대의 뇌를 유지하고 생활하는 사람도 있습니다.

그분은 사회와의 관계를 계속 유지하고 행동력을 저하시키지 않는 생활습관을 유지하고 있습니다. 주변 사람이나 취미 네트워크 등 다양한 사람들과 교류를 갖고 기쁨과 즐거움을 나눌 수 있는 사람과의 유대를 소중히 하면 많은 뇌 번지를 자극할 수 있습니다.

'평생 현역'이
뇌를 생기 있게 만든다

1 00세까지 건강하게 지내는 것을 생각한다면 적어 도 90세까지 현역으로 있어야 합니다. 왜냐하면 '현역 연수 + 10세'가 뇌의 연료가 되기 때문입니다. 그래 서 가능한 한 현역 기간을 늘리는 것이 뇌 건강을 오래 유 지하는 포인트가 됩니다.

남성의 경우, 평균 수명은 78세입니다. 65세로 정년을 맞이해도 뇌의 연료가 10년분이나 남아있으므로 저의 계 산에 따르면 75세까지는 건강하게 살 수 있습니다. 그리고 75세부터 급격하게 쇠약해지기 시작합니다. 그래서 평균 수명이 78세가 현실적인 이야기라고 생각합니다. 이렇게 생각하면, 65세에 정년을 맞이해도 다른 직장에서 70세까지 일을 하면 80세까지는 건강하게 살 수 있다는 계산이 됩니다.

정년이 되고 나서도 특정한 노력으로 현역을 계속 이어가야 뇌를 오래 사용할 수 있으며, 나아가 이것이 장수로 이어지는 비결이 됩니다.

80세가 지나도 건강한 사람들을 분석해 보면 정년이 없는 직업이기 때문에 계속 일하는 사람들을 다수 볼 수 있습니다. 흔히 가부키 배우나 연예인이 "몇 살이 되든 배울 것이 많습니다."라고 말하는 것을 듣곤 하는데 이러한 사람들은 언제까지나 자신을 성장시키고 계속 훈련하는 것을 잊지 않습니다.

무언가를 끝까지 연구하는 일은 평생 현역으로 있기 위해 중요한 일입니다.

현역이란 돈을 버는 일을 하는 것만이 아니라 무언가를

계속하고 있는 상태를 말합니다. 나이가 들어도 농사를 계속하는 사람은 뇌의 힘이 강하다고 할 수 있습니다. 저의 할아버지께서도 거의 100세까지 건강하셨는데, 아침에는 집 주변을 청소하고, 신사에 참배하러 가는 등 항상 바쁘게 지내면서 오랫동안 현역으로 계셨습니다. 이렇게 가사일 등 무슨 일이라도 좋으니 무언가를 계속하고 운동 능력을 저하시키지 않는 것이 중요합니다.

하지만 90세가 지나도 현역으로 있는 것은 어려운 일입니다. 몇 살이 되든 "아직까지 현역이야!"라며 자기 자신을 북돋우고 매일의 활동을 계속하는 것도 '힘'이 되지 않을까 생각합니다.

두근거리는 사람이
가까이 있으면
뇌도 마음도 건강해진다

사회문제를 뇌의 관점에서 다루는 '사회 뇌 과학'
이 최근 10년 간 뇌 과학 분야에서 큰 테마가
되고 있습니다. 늙어간다, 힘이 없어진다, 치매에 걸린다
등 '이러한 문제를 뇌 과학에서 어떻게 해결할 수 있을까'라
는 것이 지금의 흐름입니다.

가능한 한 자신을 고립시키지 않고 사회적인 입장을 유
지하려면 네트워크가 매우 중요하다고 합니다. 그 기본이
되는 것이 두근거리는 사람이 가까이 있는지에 대한 여부

라고 저는 생각합니다.

두근거리는 사람이 가까이 있으면 그 사람과 만나는 것이 기다려집니다. 그리고 소통하면 뇌에 생기가 돌게 됩니다. 예를 들어 무언가를 배우러 다니는 학원의 선생님이나 동료들, 옛 친구, 추석과 설날에만 만나는 친척 등 두근거리는 대상은 어떤 사람이든 좋습니다.

저는 종종 본가인 니가타(新潟)에 가는데 갈 때마다 저를 만나러 오시는 80세가 넘은 이웃 할머니가 계십니다. 어릴 때부터 알고 지낸 분이신데 제가 니가타에 가면 마음이 놓이고 힘을 얻는다고 하십니다. 오랜 친구를 만나는 것처럼 이렇게 자신의 존재를 확인하고 있는 것이라고 생각합니다.

옛 지인과 만나면 오래 전 기억이 선명하게 되살아나 뇌를 자극할 수 있는데, 이러한 대상자가 없으면 기억을 떠올릴 기회가 없어져 뇌도 쇠약해집니다. 그래서 자신과 인생을 함께 살아온 사람과의 지속적인 교류가 중요하다고 생각합니다. 그리고 이러한 존재가 되는 사람이 두근거림의 대상이 되기 쉽지 않을까 생각합니다.

또한, 좋아하는 드라마나 사극, 스포츠 중계 등 정기적으로 방영되는 텔레비전 프로그램을 보고 두근거림을 느끼는 것도 좋다고 생각합니다. 반대로 전에는 방송하는 날을 즐겁게 기다리고 있었는데 최근에는 전혀 보지 않게 된 경우는 노화의 징조라고 생각해볼 수 있습니다.

뇌를 활성화 시키는 일에는 인생의 두근거림이 중요하며, 두근거림을 주는 사람도 소중합니다.

뇌를 차분히
진정시키는 것이
중요하다

이 전에 40세 정도의 여성이 "저에게 치매가 시작된 것이 아닐까요?"라며 상담을 받은 적이 있습니다. "혹시 수면이 불안정하신가요?"라고 물어보니 잠을 못 자서 수면유도제를 먹고 있다고 했습니다. 이러한 상태는 좋지 않습니다.

수면의 주기를 안정시키는 것은 건강을 유지하는 가장 좋은 방법입니다. 원래는 아침 해가 뜨기 전에 일어나는 것이 몸에 가장 좋습니다.

아침 해, 저녁 해를 보는 것은 뇌 건강의 비결이라고 할 수 있습니다. 실제로 아침 해가 뜸과 동시에 잠을 유도하는 호르몬 '멜라토닌'이 줄어들어 머리가 맑아집니다. 그리고 저녁 해가 지면 눈의 자극이 급격하게 줄어들어 뇌가 진정됩니다.

뇌를 충분히 가동시키고 활성화하는 것이 좋다고 생각하는 사람이 많겠지만, 사실 뇌를 차분하게 진정시키는 기술을 습득하는 일이 더 중요합니다.

뇌를 진정시키는 좋은 방법은 잘 자고, 잘 일어나는 것입니다. 사실은 이것이 뇌 성장에는 매우 중요합니다. 뇌는 자거나 일어나기만 해도 혈류가 크게 변동합니다. 잠을 자면 뇌의 움직임이 저하되는데, 그 동안 맑은 산소가 뇌를 돌아 뇌를 사용할 준비가 갖추어집니다.

깨어 있는 동안에는 여러 작업을 하므로 움직이는 뇌 번지의 산소 순환이 균일하지 않습니다. 이것을 잠을 통해 리셋시킵니다.

하지만 평범하게 자기만 해서는 리셋시킬 수 없는 경우

가 있습니다. 그럴 때는 깨어 있는 동안에 평소와 다른 일을 하는 노력이 필요합니다. 뇌의 사용 방법이 균등해지도록 '너무 말을 많이 했다면 듣는 쪽이 되어본다' 등 뇌 번지를 전환시키는 것도 뇌를 진정시키는 데 도움이 됩니다.

이렇게 쉬는 능력이 높은 사람이야말로 성장시키는 능력이 높은 사람일 것이라고 생각합니다. 가능하다면 나이가 들면 수면을 1~2시간 늘리는 편이 좋습니다. 그리고 밤 12시 전에 취침하는 것을 권합니다.

수면 주기를 적절하게 조정하면 뇌가 느긋하게 휴식을 취할 수 있고, 이것이 건강과 장수로 이어집니다.

마지막으로,

저는 해마다 자각하는 것이 있습니다. 그것은 '어린 시절에 될 수 있으면 자연 속에서 뛰어놀아야 한다'는 것입니다. 그래야 강한 뇌를 만들 수 있다고 생각합니다. 체력이 어떻다는 것보다는 자연 속에서 놀며 돌아다니는 어린 시절을 지내온 사람은 나이가 들어서도 돌아다니려 노력하고 있는 것처럼 느껴지기 때문입니다. 이러한 점에서 지금의 중장년층 세대는 강한 뇌를 만들기 쉬울 것이라 생각합니다.

저도 '다른 사람의 이야기가 기억에 남지 않는다', '피아노를 칠 수 없다', '문장을 소리 내어 막힘없이 읽을 수 없다' 등 잘하지 못하는 일이 많이 있습니다만, 뇌를 보고 '사람의 능력은 불변적인 것이 아니다'는 것을 알게 되면 무슨 일이든 즐겁게 할 수 있어 신기합니다. 아직 극복할 가능성이 있다는 걸 알고 있으니 이렇게 생각할 수 있는 것 같습니다.

100세까지의 인생을 생각하면 아직은 앞날이 많이 남아 있으니, 서툰 일에 새롭게 도전해보는 것도 좋지 않을까요?

저는 뇌 사진을 감정하게 되면서 사람을 만나는 일이 굉장히 즐거워졌습니다. 그 사람의 좋은 점이나 그 사람다운 측면이 뇌를 통해 보이면 친근감이 듭니다. 누구의 뇌든 다양한 능력이 갖춰져 있는데, 이것이 소중하게 성장하기를 바라는 것이 저의 소망입니다.

'중요한 일은 아무렇지도 않게 찾아온다.' 이것은 저의 좌우명입니다.

누구든지 '언젠가 왕자님이 나타날 거야'라는 등 갑자기 좋은 일이 찾아올 거라고 생각하지만, 그것은 망상입니다. 중요한 일은 살며시, 조용히 찾아와서 지나갑니다. 그것을 자신이 이해할 수 있고, 소중하게 여길 수 있는지가 뇌 성장에 크게 관여합니다.

인간의 사명도 그중 하나입니다. 하나님의 '이렇게 해라, 저렇게 해라'라는 명령을 받아 하는 것이 아닙니다. 아무렇지도 않게 찾아오기에 자기 마음속에 울리는 것이며, 이해하는 뇌를 항상 준비해 놓아야 합니다.

인생을 진지하게 마주하는 일과 꿈을 실현하는 것은 이해력의 넓이가 좌우한다고 저는 생각합니다.

최근에는 하이테크나 인터넷 등의 문명이 계속 진보하고 있는데, 문명을 쫓아갈 수 없다고 해서 자신의 뇌가 뒤처진다고 생각하면 안 됩니다. 문명을 쫓아가는 것과 뇌 성장은 전혀 비례하지 않습니다. 오히려 진보한 문명이 뇌에 악영향을 미치는 경우도 많이 있습니다. 쫓아가려고 하지 말고 편리한 것이라고 장점을 이해하면 됩니다. 세상을 이해함으로써 사람으로서 살아가는 에너지를 잃지 않고 뇌를 성장시킬 수가 있는 것이 아닌가 생각합니다.

또한, 일본문화에도 한평생 뇌를 강화하는 힌트가 있다고 생각합니다. '감사'나 '배려'의 마음도 그중 하나인데, 제사나 예절, 전통행사, 식문화 등을 소중히 하고, 참가하면서 노화를 멈추고 인생을 생기 있게 만들 수 있다고 생각합니다.

일본인의 고상함은 상대방을 생각하고 행동하는 아름다운 기질입니다. 이것 하나만 봐도 뇌에 자극을 줄 수 있으니 예스럽고 좋은 일본의 마음을 언제까지나 소중하게 여겨줬으면 좋겠습니다. 일본인이라는 것을 자랑스럽게 여기는 것이 100세까지 뇌를 훈련하는 일로도 이어진다고 생각합니다.

제가 생각하는 21세기의 새로운 뇌 의료는 뇌를 성장시키는데 목적을 두고 있습니다.

지금까지는 병 치료를 목적으로 진행됐지만 앞으로는

50세의 건강과 지성 및 행동력을 100세까지 유지하기 위한 의료로 변하고 있습니다.

이제까지는 뇌가 어렸을 때만 성장한다고 믿어왔습니다. 하지만 50세가 지나도 뇌가 성장한다는 사실이 뇌 학교의 영상 진단 기술을 통해 확인되었습니다.

일본은 세계적인 장수국입니다. 나날이 성장하는 뇌를 목표로 하면 반드시 인간의 능력도 향상될 것입니다. 저의 목표는 뇌 과학의 새로운 사용 방법을 통해 '몇 살이 되었든 뇌가 성장하는 일본인'을 한 명이라도 늘리는 것입니다. 그것이 '전 세계에서 존경받는 일본'으로 이어지지 않을까 생각합니다.

가토 도시노리

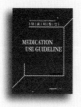

약료지침안

'약료지침안'은 의사의 '진료지침'과 똑같이 약사가 실천하는 복약지도 및 환자 토털 케어에 가이드라인 역할을 할 수 있는 국내 최초의 지침서이다. 이 책은 갑상선 기능 저하증, 고혈압, 녹내장, 당뇨병 등 약국에서 가장 많이 접하는 질환 18가지를 가나다순으로 정리하였으며, 각 질환에 대해서도 정의, 분류, 약료(약료의 목표, 일반적 접근방법, 비약물요법, 전문의약품, 한방제제, 상황별 약료), 결론 등으로 나눠 모든 부분을 간단명료하게 설명하고 있다. 특히 상황별 약료에서는 그 질환과 병행하여 나타나는 증상들을 빠짐없이 수록하고 있다. 예를 들어 고혈압의 상황별 약료에서는 대사증후군, 당뇨병, 노인, 심장질환, 만성콩팥, 임신 등 관련 질병의 약료를 모두 해설하고 있는 것이다.

유봉규 지음 | 406쪽 | 27,000원

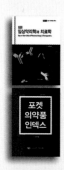

최신 임상약리학과 치료학

이 책은 2010년 이후 국내 및 해외에서 소개된 신약들을 위주로 약물에 대한 임상약리학과 치료학을 압축 정리하여 소개한 책이다. 책의 전반적인 내용은 크게 질병에 대한 이해, 약물치료 및 치료약제에 대해 설명하고 있다. 31개의 질병을 중심으로 약제 및 병리 기전을 이해하기 쉽도록 해설한 그림과, 약제간의 비교 가이드라인을 간단명료하게 표로 정리한 Table 등 150여 개의 그림과 도표로 구성되어 있다. 또 최근 이슈로 떠오르고 있는 '치료용 항체'와 '소분자 표적치료제'에 대해 각 31개를 특집으로 구성했다. 부록으로 제작된 '포켓 의약품 인덱스'는 현재 국내에 소개되어 있는 전문의약품을 21개 계통별로 분류, 총 1,800여 품목의 핵심 의약품이 수록되어 있다.

최병철 지음 | 본책 328쪽, 부록 224쪽 | 47,000원

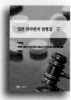

일본 의약관계 법령집

'일본 의약관련 법령집'은 국내 의약관련 업무에서 일본의 제도나 법률이 자주 인용, 참조되고 있음에도 불구하고 마땅한 자료가 없는 가운데 국내 최초로 출간되었다. 책의 구성은 크게 약제사법(藥劑師法), 의약품·의료기기 등의 품질·유효성 및 안전성 확보 등에 관한 법률(구 薬事法), 의사법(醫師法), 의료법(醫療法) 및 시행령, 시행규칙의 전문과 관련 서류 양식이 수록되어 있다.

도서출판 정다와 지음 | 368쪽 | 30,000원

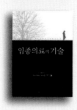

임종의료의 기술

임상의사로 20년간 1,500명이 넘는 환자들의 임종을 지켜본 저자 히라가타 마코토(平方 眞)에 의해 저술된 이 책은 크게 세 파트로 나뉘어져 있다. 첫 파트인 '왜 지금, 임종의료 기술이 필요한가'에서는 다사사회(多死社會)의 도래와 임종의료에 관한 의료인의 행동수칙을 소개하였고, 두 번째 파트에서는 이상적인 죽음의 형태인 '노쇠(老衰)'를 다루는 한편 노쇠와 다른 경우로 죽음에 이르는 패턴도 소개하였다. 그리고 세 번째 파트에서는 저자의 경험을 바탕으로 환자와 가족들에게 병세를 이해시키고 설명하는 방법 등을 다루고 있다.
뿐만 아니라 부록을 별첨하여 저자가 실제로 경험한 임상사례를 기재하였다.

히라카타 마코토 지음 | 212쪽 | 15,000원

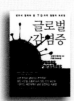

글로벌 감염증

'글로벌 감염증'은 일본경제신문 닛케이 메디컬에서 발간한 책을 도서출판 정다와에서 번역 출간한 것으로서 70가지 감염증에 대한 자료를 함축하고 있다.

이 책은 기존 학술서적으로서만 출판되던 감염증에 대한 정보를 어느 누가 읽어도 쉽게 이해할 수 있도록 다양한 사례 중심으로 서술했으며, 감염증별 병원체, 치사율, 감염력, 감염경로, 잠복기간, 주요 서식지, 증상, 치료법 등을 서두에 요약해 한 눈에 이해할 수 있게 했다.

닛케이 메디컬 지음 | 380쪽 | 15,000원

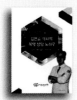

김연흥 약사의 복약 상담 노하우

이 책은 김연흥 약사가 다년간 약국 임상에서 경험하고 연구했던 복약 상담 이론을 총 집대성 한 것으로, 질환 이해를 위한 필수 이론부터 전문적인 복약 상담 노하우까지, 더 나아가 약국 실무에 바로 적용시킬 수 있는 정보들을 다양한 사례 중심으로 함축 설명하고 있다.

김연흥 지음 | 304쪽 | 18,000원

노인약료 핵심정리

국내에서 최초로 출간된 '노인약료 핵심정리'는 다중질환을 가지고 있는 노인들을 처방함에 앞서 약물의 상호작용과 부작용 그리고 연쇄처방 패턴으로 인해 발생하는 다약제 복용을 바로 잡기 위해 출간 됐다. 한국에서 노인약료는 아직 시작 단계이기 때문에 미국, 캐나다, 호주, 영국 등 이미 노인약료의 기반이 잘 갖추어진 나라의 가이드라인을 참고 분석하였으며, 약사로서의 경험과 수많은 강의 경력을 가진 저자에의해 우리나라의 실정에 맞게끔 필요한 정보만 간추려 쉽게 구성되었다.

엄준철 지음 | 396쪽 | 25,000원

알기 쉬운 약물 부작용 매커니즘

"지금 환자들이 호소하는 증상, 혹시 약물에 따른 부작용이 아닐까?"

이 책은 환자가 호소하는 49개 부작용 증상을 10개의 챕터별로 정리하고, 각 장마다 해당 사례와 함께 표적장기에 대한 병태생리를 설명함으로써 부작용의 원인을 찾아가는 방식을 보여주고 있다. 또 각 장마다 부작용으로 해당 증상이 나타날 수 있는 메커니즘을 한 장의 일러스트로 정리함으로써 임상 약사들의 이해를 최대한 돕고 있다.

오오츠 후미코 지음 | 304쪽 | 22,000원

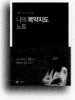

따라만 하면 달인이 되는 황은경 약사의 나의 복약지도 노트

개국약사가 약국에서 직접 경험하고 실천한 복약지도와 약국경영 노하우가 한권의 책에 집약됐다. '황은경 약사의 나의 복약지도 노트'는 황은경 약사가 지난 4년 동안 약국경영 전문저널 (주)비즈엠디 비즈앤이슈 파머시 저널에 연재한 복약지도 노하우를 한권의 책으로 묶은 것이다.

황은경 지음 | 259쪽 | 19,000원

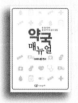

문 열기부터 문닫기까지 필수 실천 약국 매뉴얼

'약국매뉴얼'은 위드팜이 지난 14년 간 회원약국의 성공적인 운영을 위해 회원약사에게만 배포되어 오던 지침서를 최근 회원약사들과 함께 정리하여 집필한 것으로 개설 약사는 물론 근무약사 및 약국 직원들에게도 반드시 필요한 실무지침서이다.

㈜위드팜 편저 | 248쪽 | 23,000원

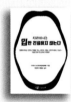

치과의사는 입만 진료하지 않는다

이 책의 핵심은 치과와 의과의 연계 치료가 필요하다는 것이다. 비록 일본의 경우지만 우리나라에도 중요한 실마리를 제공해주는 내용들로 가득하다. 의과와 치과의 연계가 왜 필요한가? 저자는 말한다. 인간의 장기는 하나로 연결되어 있고 그 시작은 입이기 때문에 의사도 입안을 진료할 필요가 있고, 치과의사도 전신의 상태를 알지 못하면 병의 뿌리를 뽑는 것이 불가능하다고. 저자는 더불어 치과의료를 단순히 충치와 치주병을 치료하는 것으로 받아들이지 않고, 구강 건강을 통한 전신 건강을 생각하는 메디코 덴탈 사이언스(의학적 치학부) 이념을 주장한다.

아이다 요시테루 지음 | 176쪽 | 15,000원

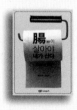

腸(장)이 살아야 내가 산다 – 유산균과 건강 –

이 책은 지난 30년간 유산균에 대해 연구하여 국내 최고의 유산균 권위자로 잘 알려진 경희대학교 약학대학 김동현 교수와 유산균 연구개발에 주력해온 CTC바이오 조호연 대표가 유산균의 인체 작용과 효능효과를 제대로 알리고 소비자들이 올바로 이용할 수 있도록 하기 위해 집필한 것으로써, 장과 관련된 환자와 자주 접촉하는 의사나 약사 간호사 등 전문인들이 알아두면 환자 상담에 크게 도움을 줄 수 있는 내용들이 많다. 부록으로 제공된 유산균 복용 다섯 가지 사례에서는 성별, 연령별, 질병별로 예를 들고 있어 우리들이 직접 체험해보지 못한 경험을 대신 체득할 수 있도록 도와주고 있다.

김동현 · 조호연 지음 | 192쪽 | 15,000원

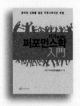

환자의 신뢰를 얻는 커뮤니케이션 비법, 의사를 위한 퍼포먼스학 입문

이 책은 일본대학예술학부교수이자 국제 퍼포먼스연구 대표 사토 아야코씨가 〈닛케이 메디컬〉에 연재하여 호평을 받은 '의사를 위한 퍼포먼스학 입문'을 베이스로 구성된 책으로서, 의사가 진찰실에서 환자를 상담할 때 반드시 필요한 구체적인 테크닉을 다루고 있다.

진찰실에서 전개되는 다양한 케이스를 통해 환자의 신뢰를 얻기 위한 태도, 표정, 말투, 환자의 이야기를 듣는 방법과 맞장구치는 기술 등 '메디컬 퍼포먼스'의 구체적인 테크닉을 배워볼 수 있다.

사토 아야코 지음 | 192쪽 | 12,000원

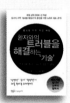

환자와의 트러블을 해결하는 기술

이 책은 일본 오사카지역에서 연간 400건 이상 병의원 트러블을 해결해 '트러블 해결사'로 불리는 오사카의사협회 사무국 직원 오노우치 야스코에 의해 서술되었다.

저자는 소위 '몬스터 페이션트'로 불리는 괴물 환자를 퇴치하기 위해서는 '선견성', '용기', '현장력' 등 3대 요소를 갖춰야 한다고 강조한다.

특히 저자가 직접 겪은 32가지 유형을 통해 해결 과정을 생생히 전달하고 있으며, 트러블을 해결하기 위해 지켜야 할 12가지 원칙과 해결의 기술 10가지를 중심으로 보건의료계 종사자들이 언제든지 바로 실무에 활용할 수 기술을 제시하고 있다.

오노우치 야스히코 | 231쪽 | 15,000원

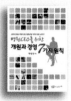

병원 CEO를 위한 개원과 경영 7가지 원칙

'병원 CEO를 위한 개원과 경영 7가지 원칙'은 개원에 필요한 자질과 병원 경영 능력을 키워줄 현장 노하우를 담은 책이다.

이 책은 성공하는 병원 CEO를 위해 개원을 구상할 때부터 염두에 두어야 할 7가지 키워드를 중심으로 기술하였다.

박병상 지음 | 363쪽 | 19,000원

미녀와 야채

'미녀와 야채'는 일본 유명 여배우이자 시니어 야채 소믈리에인 나카무라 게이코(中村慧子)가 연구한 7가지 다이어트 비법이 축약된 건강 다이어트 바이블이다.

나카무라 게이코는 색깔 야채 속에 숨겨진 영양분을 분석하여 좋은 야채를 선별하는 방법을 제시하였으며, 야채를 먹는 방법에 따라 미와 건강을 동시에 획득할 수 있는 비법들을 이해하기 쉽게 풀어썼다.

나카무라 케이코 지음 | 208쪽 | 13,000원

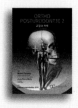

교합과 자세

자세와 교합, 자세와 치아 사이의 관계를 의미하는 '자세치의학(Orthoposturodontie)'이라는 개념은 저자 미셸 클로자드와 장피에르 마티가 함께 연구하여 만든 개념으로써, 자세학에서 치아교합이 핵심적인 역할을 지니고 있다는 사실을 보여준다.

'교합과 자세'는 우리가 임상에서 자주 접하는 TMD 관련 증상들의 원인에 대해 생리학적 관점보다 더 관심을 기울여 자세와 치아에 관한 간단한 질문들. 즉 치아 및 하악계가 자세감각의 수용기로 간주될 수 있는 무엇인가? 두 개 하악계 장애가 자세의 장애로 이어질 수 있는 이유는 무엇인가?에 대한 질문들에 답을 내놓고 있다.

Michel Clauzade Jean-Pierre Marty 지음 | 212쪽 | 120,000원

100세까지 성장하는 뇌 훈련 방법

초판 1쇄 인쇄   2018년 04월 20일
초판 2쇄 발행   2022년 08월 22일

지은이 | 가토 도시노리(加藤 俊德)
일러스트 | 나루세 히토미(成瀬 瞳)
발행인 | 정동명
발행처 | (주)동명북미디어 도서출판 정다와

디자인 | 박수연
에디터 | 박진아
번역가 | 박현아
인쇄소 | (주)재능인쇄

도서출판 정다와
주 소 | 경기도 과천시 뒷골1로 6 용마라이프 B동 2층
전 화 | 02.3481.6801
팩 스 | 02.6499.2082
홈페이지 | www.kmpnews.co.kr

출판신고번호 | 2008-000161
ISBN | 978-89-6991-017-2 (03510)
정 가 | 15,000원

100 SAI MADE SEICHOSURU NO NO KITAEKATA ⓒ TOSHINORI KATO 2011
All rights reserved
Original Japanese edition published by SHUFUNOTOMO CO., LTD.
Korean translation rights arranged with SHUFUNOTOMO CO., LTD.
through Eric Yang Agency Co., Seoul.
Korean translation rights ⓒ 2018 by Dongmyungbookmedia

이 도서의 국립중앙도서관 출판예정도서목록(CIP)은 서지정보유통지원시스템 홈페이지
(http://seoji.nl.go.kr)와 국가자료공동목록시스템(http://www.nl.go.kr/kolisnet)에서
이용하실 수 있습니다.(CIP제어번호: CIP2018009295)